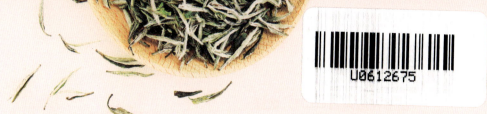

TEA BOOK

品茶有讲究

喝对才健康

郑春英　主编

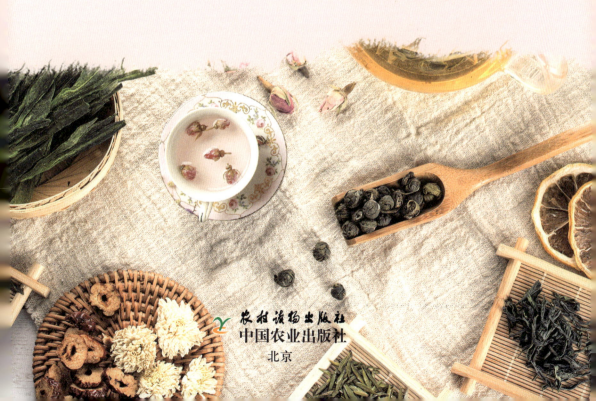

农村读物出版社
中国农业出版社
北京

图书在版编目（CIP）数据

品茶有讲究·喝对才健康／郑春英主编. — 北京：
农村读物出版社，2020.11
ISBN 978-7-5048-5765-1

Ⅰ．①品… Ⅱ．①郑… Ⅲ．①茶叶－食物养生 Ⅳ.
①R247.1

中国版本图书馆CIP数据核字（2018）第206528号

品茶有讲究·喝对才健康

PINCHA YOUJIANGJIU·HEDIU CAIJIANKANG

农村读物出版社出版
地址：北京市朝阳区麦子店街18号楼
邮编：100125
策划编辑：刘宁波
责任编辑：李　梅　甘露佳
版式设计：水长流文化　责任校对：吴丽婷
印刷：北京中科印刷有限公司
版次：2020年11月第1版
印次：2020年11月北京第1次印刷
发行：新华书店北京发行所
开本：710mm×1000mm　1/16
印张：9.5
字数：240千字
定价：39.90元

目录

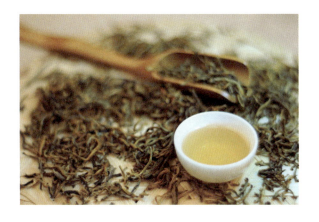

二 按季饮茶与健康饮茶

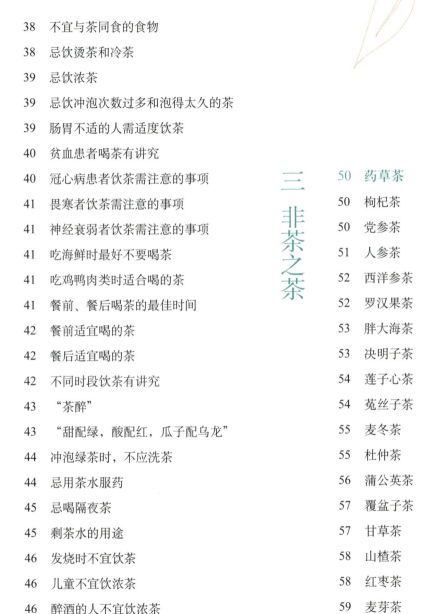

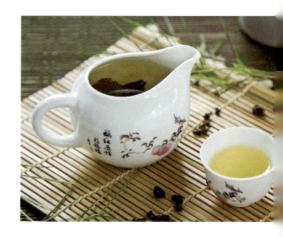

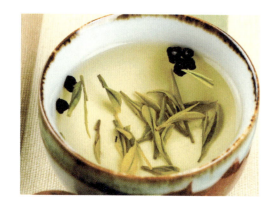

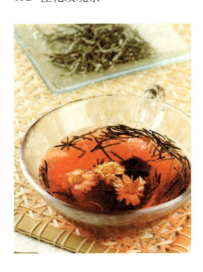

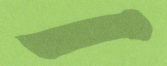

茶叶中含有300多种化学成分，其中已知的化学成分，大部分是人体健康所必需的成分。

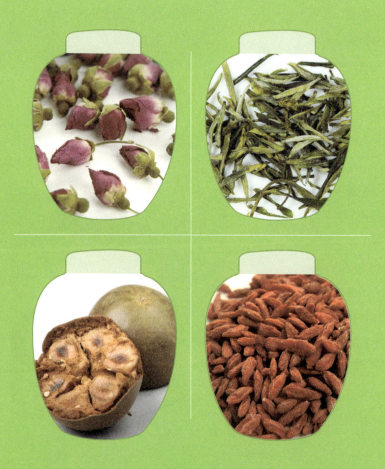

茶叶的有益成分和健康作用

茶叶的有益成分

《神农本草经》中记述：神农尝百草，日遇七十二毒，得荼而解之。其中的"荼"就是茶。神农尝百草的传说，说明茶的发现与利用已有四五千年历史。人们最早以茶为药，发现了茶的药用功能。人们把茶称为"万病之药"，并非是说茶能直接治好人的每一种疾病，而是用传统中医学的理论分析了茶的医疗保健功效，认为长期饮茶可使人元气旺盛，百病自然难侵，有病自然易愈。

科学研究表明，茶叶含有与人体健康密切相关的化学成分，其药理功效是其他饮料无法替代的。

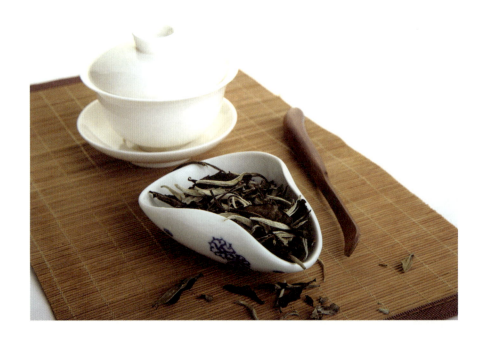

■ 茶叶中对健康有益的主要成分

茶叶的主要成分有茶多酚、生物碱、糖类、氨基酸、蛋白质、果胶质、粗纤维、脂肪、色素、氧化酶、芳香成分、维生素以及一些微量元素。其中对人体健康有益的成分包括茶多酚、生物碱、糖类、氨基酸、蛋白质、维生素、色素及对人体健康有益的微量元素。

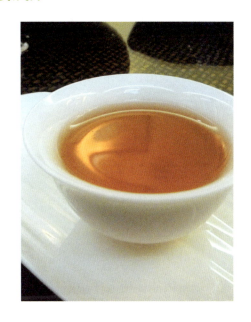

■ 茶多酚的作用

茶多酚并不是一种物质，而是茶叶中多酚类物质及其衍生物的总称，因此常被称为多酚类化合物，其含量因品种、季节和地理环境的不同而各异。茶多酚是茶叶中主要的活性成分，也称茶单宁，主要存在于茶芽上，对茶叶品质的影响最显著。茶多酚具有很强的抗氧化性和生理活性，有阻断脂质过氧化反应、清除有害自由基的作用，是茶叶保健的主要成分。

茶多酚能阻断亚硝酸铵等多种致癌物质在体内合成，有助于防癌抗癌；能预防因放射性照射而引起的白细胞减少症；能降低血液黏稠度，有助于预防心血管疾病、动脉粥样硬化；能杀死多种对人体有害的细菌；能美容护肤，抗老化、抗辐射、抗过敏，减轻紫外线对皮肤的损伤。

茶多酚中最核心的成分是儿茶素，儿茶素中有一种物质叫作表没食子儿茶素没食子酸酯（EGCG）。现代科学研究证实，茶的抗氧化功效主要由EGCG发挥作用。EGCG的抗氧化性非常强，至少是维生素C的100多倍，是维生素E的25倍。儿茶素不但能抗癌，还能延长人的寿命。

■ 茶中生物碱的作用

茶中的生物碱包括咖啡因、可可碱以及少量的茶碱，它们都是弱碱性生物碱，作用相似。

茶叶生物碱中咖啡因占的比例最大，是影响茶叶品质的主要因素。咖啡因能促使人体中枢神经兴奋，增强大脑皮质的兴奋过程，起到提神益思的效果；能刺激肾脏，促使尿液迅速排出体外，提高肾脏的滤出率，减少有害物质在肾脏中停留的时间；还可刺激胃液的分泌，从而促进消化，尤其是促进含蛋白质类食物的消化，消脂减肥；还可加快尿液中过量乳酸的排出，有助于尽快消除疲劳。此外，咖啡因与酸类及其氧化产物结合，既能减轻茶的苦涩味，使茶汤滋味更加醇和，还能减轻茶本身的刺激作用。

茶汤中与其他成分混合的咖啡因与单纯成分的咖啡因是有区别的，前者浓度较低，且与其他成分相互制约，更加安全，在提神、抗疲劳、利尿、解毒等方面功效显著。

■ 茶中糖类的作用

茶中的糖类包括单糖、低聚糖、多糖及少量其他糖类，是茶汤中的主要甜味成分。茶中的糖类物质具有增强免疫力、抗辐射、抗凝血、利尿等作用。

■ 茶多糖的作用

茶多糖是茶叶中具有生物活性的多糖复合物，是一种酸性糖蛋白，并结合有大量的矿物质元素，具有降血糖、降血脂、降血压、增强免疫力、减慢心率、抗凝血、抗血栓和耐缺氧等作用。茶多糖主要为水溶性多糖，易溶于热水，具有明显的降糖效果，对治疗糖尿病有一定功效。研究表明，茶叶越粗老，治疗糖尿病的效果越好。在临床上使用树龄七十年以上的老茶树树叶治疗糖尿病，疗效明显。

■ 茶中氨基酸的作用

茶中的氨基酸令茶水有鲜爽的口感，可振奋精神、抗疲劳，适于辅助性调理心脏性或支气管性狭心症、冠状动脉循环不足和心源性水肿等症状，而且具有松弛神经的作用，能使大脑处于最佳状态。

■ 茶中蛋白质的作用

蛋白质是构成生物体的基本物质，没有蛋白质，生命就不存在。茶中蛋白质具有补充氨基酸、维持氮的平衡的作用。

■ 茶中维生素的作用

维生素是机体维持正常代谢功能所必需的物质。茶中含十多种水溶性维生素和脂溶性维生素。

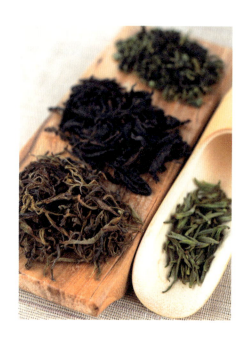

茶中的维生素C和维生素E与多酚类化合物共同作用，可以阻断自由基形成稳定物质，抑制脂质过氧化并清除自由基，从而延缓衰老；茶中的维生素B$_1$、维生素B$_2$和转化而成的维生素A能保护人的视神经和视网膜，养眼明目；茶中的维生素C可以预防坏血病。因此，茶成为蔬果短缺地区居民补充维生素的必备饮品。

■ 茶中色素的作用

茶叶中的色素包括脂溶性色素和水溶性色素两种。脂溶性色素不溶于水，有叶绿素、叶黄素及类胡萝卜素等。水溶性色素溶于水，有黄酮类化合物、花青素及茶多酚氧化产物茶黄素、茶褐素等。

茶叶中的叶绿素有杀菌、抑制溃疡的消炎作用，可调理慢性骨髓炎和慢性溃疡，缓解皮肤外伤，促进组织再生。茶叶中的β-胡萝卜素能转变为维生素A，能维持上皮组织的正常功能并对视网膜有益。

■ 茶叶中对人体有益的微量元素

茶叶中含有对人体有益的微量元素，如硅、钒、铬、锰、铁、钴、硒、氟、钼、锶、铷、硼等。

茶叶的健康作用

茶叶中的有益成分能够起到消炎杀菌、延缓衰老、预防心血管疾病、防癌抗癌、缓解辐射伤害、抑制和抵抗病原菌、美容护肤、提神醒脑、利尿解乏、减肥瘦身、护齿明目的作用。除了以上功效外，茶叶还能生津止渴、增强免疫力、抗过敏、除口臭、降血压、降血糖等。

■ 茶能消炎杀菌

茶叶中的茶多酚有很强的收敛作用，对病原菌有一定的抑制和杀灭作用，能消炎杀菌。

■ 茶能美容、延缓衰老

茶叶中的茶多酚是水溶性物质，用它洗脸能清除面部的油脂，收敛毛孔，起到消炎杀菌、减少紫外线辐射对皮肤的损伤等作用。同时，茶多酚具有很强的抗氧化性，是人体自由基的清除剂。日本有实验证实：茶多酚的抗衰老效果比维生素E强18倍。

茶能补充维生素

茶叶中含有十多种水溶性维生素和脂溶性维生素。维生素B_1、维生素B_2在绿茶和红茶中含量很多，维生素C在绿茶中的含量最为丰富。日本、韩国等国家流行喝绿茶，就是为了补充维生素C。在我国少数民族中，藏族喜欢喝酥油茶，北疆牧民喜欢喝奶茶，也都是出于补充维生素的需要。

茶能提神醒脑

茶叶中的咖啡因能促使人体中枢神经兴奋，使思维活动更为迅速，还能消除睡意、缓解肌肉疲劳，从而提高工作和学习效率。

茶能减肥瘦身

唐代医书《本草拾遗》中记载，茶"久食令人瘦"。这是因为茶叶中的咖啡因能提高胃液的分泌量，从而帮助消化，增强分解脂肪的能力，减肥瘦身。

茶有助于预防心血管疾病

茶多酚对人体脂肪代谢有着重要作用。人体中的胆固醇等含量高，会使血管内壁脂肪沉积，血管平滑肌细胞增生，形成动脉粥样硬化等心血管疾病。茶多酚可使凝血变清，从而抑制动脉粥样硬化。

■ 茶有助于防癌抗癌

茶多酚可以阻断亚硝酸铵等多种致癌物质在体内合成，并具有直接杀伤癌细胞和提高机体免疫能力的功效。

■ 茶有助于防辐射

有关医疗部门临床试验证实，茶多酚及其氧化产物能缓解肿瘤患者在放射治疗过程中出现的轻度放射病，用茶叶提取物治疗上述放射病，有效率可达90%以上；对于血细胞减少症，茶叶提取物治疗的有效率达81.7%；此外，茶叶提取物对由放射辐射引起的白细胞减少症有疗效。

■ 茶能利尿解乏

茶叶中的咖啡因不仅有利尿作用，而且可以排除人体中的过量乳酸，有助于消除疲劳。

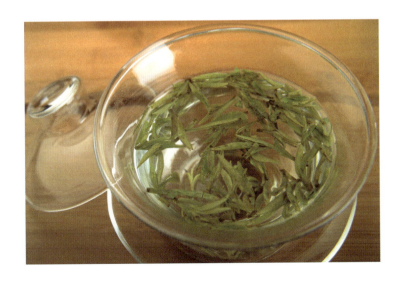

■ 茶能助消化

药理学的实验报告表明，饭后半小时少量饮茶，胃的排空速度较快。茶汤有类似胃液的作用，能助消化，也能缓解肠胃紧张，促进小肠蠕动，增加胆汁、胰液和肠液的分泌量。

■ 茶有助于治疗肠道疾病

现代医学研究证实，茶是治疗肠道疾病的良药。茶多酚与单细胞细菌结合，能凝固蛋白质，将细菌杀死。如把危害严重的霍乱弧菌、伤寒杆菌等细菌放在浓茶汤中浸泡几分钟，它们多数会失去活性。因此，中医和民间常用浓茶或绿茶粉末治疗细菌性痢疾和肠炎等肠道疾病。

■ 茶能清心明目

品茶时要有一颗宁静淡泊的心，泡上一杯茶，细细品尝，会有降火清心的良好效果。茶不但能清心，也能明目。茶叶中的维生素等成分，能降低眼睛晶体混浊度，经常饮茶，对预防眼疾、护眼明目有积极的作用。

■ 茶能防龋齿

导致龋齿产生的原因之一是变形链球菌和乳酸杆菌依靠唾液糖蛋白牢固地贴附在牙面上，形成一种稠密、不定型、非钙化的团块——牙菌斑，牙菌斑使下方的牙釉质脱钙，形成龋齿。而茶叶中所含的鞣质、有机酸和多酚类物质有抑菌作用，可防止牙菌斑的产生。同时茶叶中含氟量较高，每100克干茶中含氟量为10～15毫克。氟离子与牙齿表面物质发生反应，像给牙齿加上一层保护层，使牙齿更坚固，提高了牙齿的防酸抗龋能力。如喝茶时先含茶汤，再喝下，效果更佳。

■ 绿茶的功效

绿茶较多地保留了鲜叶内的天然物质，其中鲜叶中的茶多酚和咖啡因保留85%以上，叶绿素保留50%左右，维生素损失也较少，从而形成了绿茶"汤色碧绿、叶底嫩绿、滋味收敛性强"的特点。最新科学研究结果表明，绿茶中保留的天然物质成分，对抗衰老、防癌抗癌、杀菌消炎等均有特殊效果，为其他茶类所不及。

1. 绿茶能抗衰老

绿茶中含有的茶多酚有抗氧化功能和生理活性，可以帮助人体清除自由基，抵抗衰老。另外，绿茶还可以减少皮肤中黑色素的生成和沉积。

2. 绿茶能抗菌抑菌

绿茶中的茶多酚有抗菌抑菌作用，既能对病菌起到抑制和杀灭作用，又不影响肠道内有益菌的生成。

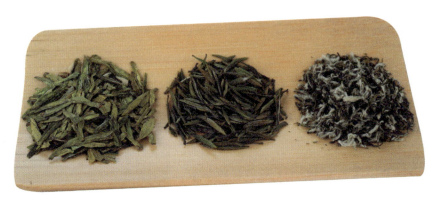

绿茶

3. 绿茶能防治心血管疾病

绿茶中含有的茶多酚和黄酮醇类成分有软化血管、防止肥胖、预防脑中风和心脏病的作用，可以降低心血管疾病发生概率。

4. 绿茶能防癌抗癌

绿茶中含有的茶多酚和硒具有抗癌功效。其中，硒是世界公认的具有防癌抗癌功效的有效物质。在中国，陕西南部紫阳县所产富硒茶的硒含量最为丰富。

■ 乌龙茶的功效

乌龙茶又称青茶，其药理作用突出表现在分解脂肪、减肥瘦身等方面，在日本被称为"美容茶""健美茶"。乌龙茶的功效与作用主要有：

1. 降血压

研究指出，喝乌龙茶有助于缓解高血压。每天喝一杯乌龙茶的人比其他人降低血压的机会多45%，如果喝两杯，可以提高到65%。

2. 降血脂

研究发现，每日上午和下午各饮用一次乌龙茶，连续24周后，高脂血症患者血液中胆固醇含量有不同程度下降，这说明乌龙茶有减轻主动脉粥样硬化的作用，能显著抑

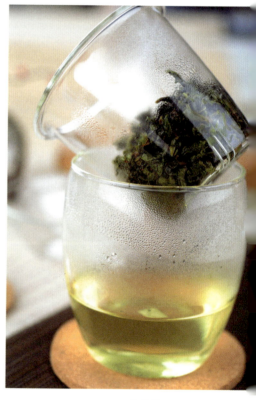

乌龙茶

制胆固醇及中性脂肪的增加。

3. 减肥瘦身

研究表明，饮用乌龙茶可以促进新陈代谢，改善膳食脂肪吸收。乌龙茶包含燃烧脂肪的儿茶素多酚物质，结合适当运动和均衡饮食，可以很好地促进减肥。

4. 呵护肌肤，延缓衰老

乌龙茶能提高超氧化物歧化酶活性，具有呵护肌肤、抗氧化、抗衰老的作用。

5. 防癌症

乌龙茶中含有大量的茶多酚，可以提高脂肪酶的活性，降低血液中的胆固醇含量，预防癌症。

■ 黑茶的功效

黑茶中含有丰富的营养物质，主要是维生素和矿物质，还有蛋白质、氨基酸、糖类物质等。黑茶的功效主要有：

1. 增强肠胃功能

黑茶的有效成分在抑制肠胃中有害微生物生长的同时，又能促进有益菌（如乳酸菌）的生长繁殖，增强肠胃功能。饮用黑茶对久坐办公室的人有较明显的调整肠胃功能的作用。

2. 降血压

黑茶中的生物碱和类黄酮等物质可使血管壁松弛、血管舒张，从而使血压下降。

3. 降血糖

黑茶中的茶多糖对降血糖有明显效果，其作用类似胰岛素。

■ 红茶的功效

　　红茶在加工过程中因酶促氧化等化学反应，茶多酚减少九成以上，产生了茶黄素、茶红素、黄酮类化合物等成分；鞣酸含量也降低，和绿茶相比，刺激性略减少，苦涩味也明显较少。红茶可以帮助消化、增强食欲，可利尿、消除水肿，还可以强健心脏。美国心脏学会曾经得出"红茶富含的黄酮类化合物能消除自由基，具有抗酸化作用，能够使急性心肌梗死的发病率降低"的结论。红茶还具有消炎杀菌、强壮骨骼、养胃护胃、抗癌、舒张血管的功效。此外，红茶的香气能使神经松弛，具有缓和紧张情绪的作用。

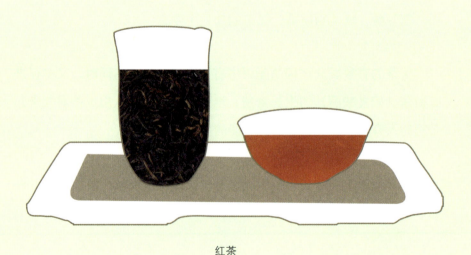

红茶

■ 白茶的功效

白茶中茶多酚的含量较高，它是天然的抗氧化剂，有提高免疫力和保护心血管的作用；白茶含有人体所必需的活性酶，可以促进脂肪分解，有效控制胰岛素分泌量，分解血液中多余的糖分，促进血糖平衡；白茶能够有效地美容养颜，能抗辐射、抗衰老、抗氧化、抗过敏、清除自由基；白茶可以减肥瘦身，因为茶叶里的咖啡因和茶碱可以有效减少脂肪的堆积。此外，实验证明白茶有助于肺、动脉、韧带和皮肤正常工作。

白茶是最原始、最自然、最健康的茶类珍品。但白茶较寒凉，胃寒、体寒的人要适量饮用。

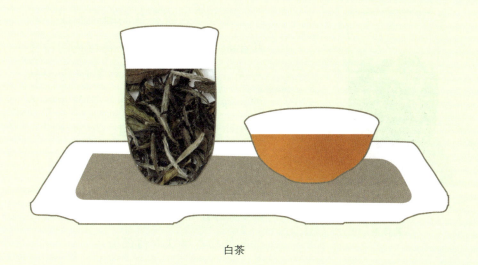

白茶

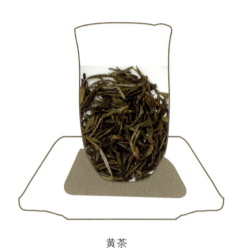

黄茶

■ 黄茶的功效

黄茶富含茶多酚、氨基酸、维生素等物质，对防治食道癌有明显功效。此外，黄茶鲜叶中天然物质保留程度达到85%以上，这些物质对防癌抗癌、杀菌消炎均有特殊作用。黄茶适合食欲缺乏、消化不良和长期从事电脑工作的人饮用，体质虚寒者不宜多饮。

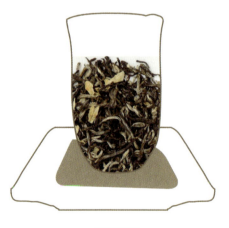

茉莉花茶

■ 花茶的功效

花茶是用鲜花窨制绿茶制成，不同花茶功效不同，这主要与花的特性有关。茉莉花茶是最常见的花茶品种，除绿茶的功效以外，茉莉花还具有和中理气、清肝明目、生津止渴、祛痰治痢、通便利水的功效。茉莉花茶适合头晕头痛、下痢腹痛、外感发热、腹泻、中暑者饮用。火热内盛、燥结便秘者慎饮茉莉花茶。

■ 普洱茶的功效

现代医学研究显示，普洱茶有暖胃、减肥、预防动脉硬化、预防冠心病、降血压、抗衰老、抗癌、降血糖、抑菌消炎、减轻烟毒、减轻重金属毒、抗辐射、防龋齿、明目、助消化、预防便秘等功效，其中暖胃、减肥、预防动脉硬化、预防冠心病、降血压、降血糖、抗衰老、抗癌的功效尤为突出。

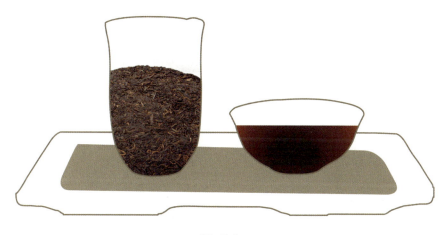

普洱熟茶

■ 花草茶的功效

花草茶指的是将草本植物的根、茎、叶、花或皮等部分加以煎煮或冲泡，而产生芳香味道的草本饮料。草本植物因其香味、刺激性或其他益处而被部分或整株干燥后利用，植物的根、茎、叶、皮、花、枝、果实、种子等，都可以制成药草。草本植物的成长期较木本植物短，且方便取用，大部分被用在医疗、美容护肤、美体瘦身、保健养生等方面。

花草茶茶性温和不刺激,对人的身体具有一定的调节作用,比较适合日常饮用。花草茶的香气和有效物质可以减轻身体不适,调理身心。

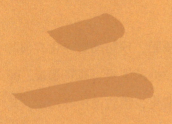

茶作为常见的饮品，既能解渴又能养生，喝茶已经成为许多人日常生活中不可或缺的一部分。若能按四季的时令特点，根据自身的体质情况，饮用适合的茶类，则更有利于人的身心健康。

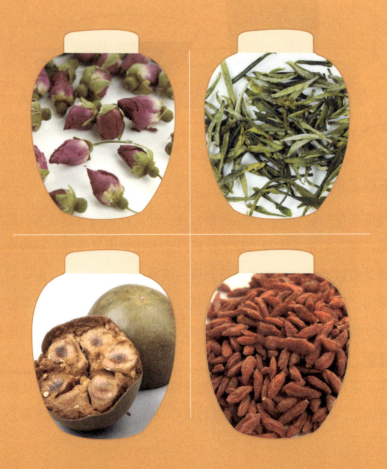

按季饮茶与健康饮茶

饮茶讲究季节

　　人们习惯根据茶叶的性能，按季节选择不同种类的茶，以益于健康。一般情况下，春季适合饮花茶，夏季适合饮绿茶、白茶、黄茶，秋季适合饮乌龙茶，冬季适合饮红茶、黑茶。

■ 春季适合饮用花茶

　　春天万物复苏，人体和大自然相应，生理功能开始活跃，新陈代谢日渐旺盛。此时宜喝茉莉、珠兰、玉兰、桂花、玫瑰等花茶，因为这类茶香气浓烈，香而不浮，爽而不浊，可帮助散发冬天积郁在体内的寒气，同时浓郁的茶香还能促进人体阳气生发，令人精神振奋，从而有效地消除春困，提高工作效率。

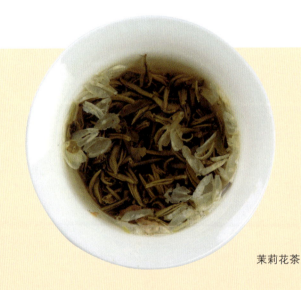

茉莉花茶

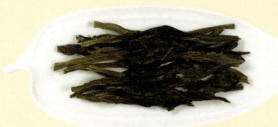

绿茶

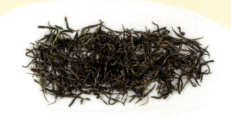

■ 夏季适合饮用绿茶

夏天骄阳似火，溽暑蒸人，人体内津液消耗大。此时宜饮龙井、毛峰、碧螺春、珠茶、珍眉、大方等绿茶。因为这些茶绿叶绿汤，清新爽口，略带苦寒味，可清暑解热，去火降燥，止渴生津。且绿茶富含维生素、氨基酸、矿物质等营养成分，茶味清鲜。所以，夏季常饮绿茶，既可消暑解热，又能补充营养素。

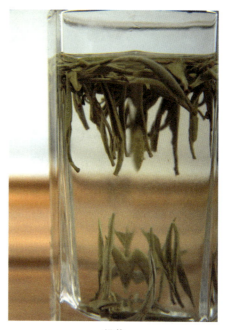

绿茶

■ 秋季适合饮用乌龙茶

秋天"燥气当令"，常使人口干舌燥，此时宜饮铁观音、水仙、铁罗汉、大红袍等乌龙茶。这类茶外形肥壮均匀，紧结卷曲，色泽绿润，汤色金黄，内质馥郁，茶汤爽口回甘。乌龙茶介于红茶和绿茶之间，不热不寒，能生津、润喉，清除体内余热，因此饮乌龙茶对金秋保健大有好处。

乌龙茶同样可以制成乌龙奶茶、乌龙冰茶饮用，是时尚水吧的热销品种，自己制作更放心、更有情趣。

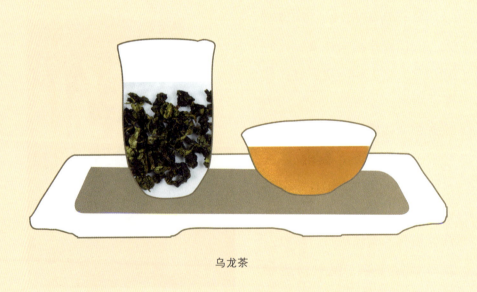

乌龙茶

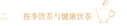

■ 冬季适合饮用红茶

　　冬天气温骤降，寒气逼人，人体生理机能减退，对能量与营养要求较高。冬季养生之道，贵在御寒保暖，提高抗病能力。此时宜喝祁红、滇红、闽红、湖红、川红、粤红等红茶和普洱茶、六堡茶等黑茶。红茶冲泡后汤色红浓，滋味醇厚，可加奶、糖，芳香不改。红茶含有丰富的蛋白质，可补益身体，生热暖腹，增强人体对寒冷的抗御能力。此外，冬季人们的食欲增强，进食油腻食品较多，饮用红茶可去油腻、助养生，使人体更好地适应自然环境的变化。

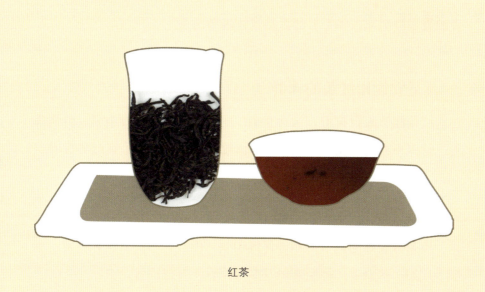

红茶

饮茶讲究健康

■ 不适宜饮用绿茶的人群

一般来说，绿茶适合高血压、高脂血症、冠心病、动脉硬化、糖尿病患者及油腻食品食用较多者饮用。因绿茶性寒凉，故女性不宜长期大量饮用。另外，怀孕及哺乳期妇女，神经衰弱、肾功能不良、泌尿系统结石、消化道溃疡、贫血人群以及儿童不宜饮绿茶。

■ 不适宜饮用乌龙茶的人群

孕妇、老年人、失眠及神经衰弱者、肝肾病患者、低血糖者及正在服用镇静剂或人参等补药者不宜饮用乌龙茶。

■ 不适宜饮用红茶的人群

红茶能够暖胃护胃，适合在寒冷的冬季饮用，但发烧者、肝病患者、营养不良者慎饮，孕妇、虚寒体质及神经衰弱者不宜过多饮用。

■ 不适宜饮用黑茶的人群

黑茶有较好的调节血脂等保健功效，但营养不良者、素食者、孕妇、产妇、贫血者、神经衰弱及虚寒体质者不宜饮用。

▣ 不适宜饮用白茶的人群

白茶适合每天对着电脑的上班族饮用，可抗辐射和增强免疫力；另外，燥热上火及免疫力较低者也适宜饮用。但体弱者、孕妇、心脏病患者、神经衰弱者、贫血者不宜饮用。

▣ 忌空腹饮茶

空腹饮茶会刺激肠胃，引起心悸、颤抖、头晕、乏力、肠胃不适等低血糖症状，或导致食欲不振、消化不良，长此以往，会影响身体健康。

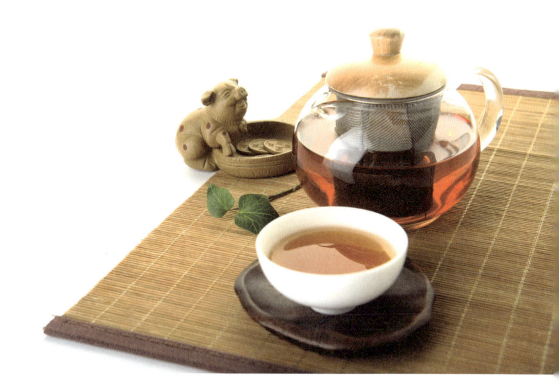

■ 忌饭前大量饮茶和饭后立即饮茶

饭前大量饮茶，会冲淡唾液，影响味觉，使人饮食时感到无味，还会影响胃液分泌，对食物的消化与吸收造成影响。

饭后半小时饮杯茶，有助于消食，但饭后不宜立即饮茶。因为茶叶中含有较多的鞣酸，它会与食物中的铁质、蛋白质等发生反应，形成不易消化的凝固物质，从而影响人体对铁质和蛋白质的吸收，使身体受到影响。

■ 不宜与茶同食的食物

喝茶的好处有很多，但有一些食物是不能与茶一起食用的，比如鸡蛋。很多人都爱吃茶叶蛋，但其实这是一种错误的吃法。如果茶的浓度很高，其中含有较多的鞣酸，会使食物中的蛋白质变成不易消化的凝固物质，影响人体对蛋白质的吸收和利用。还有一些肉类食物不宜与茶同食，比如羊肉。吃羊肉时喝茶，羊肉中丰富的蛋白质会与茶叶中的鞣酸结合，生成一种不易消化的物质，这种物质对肠道有一定的收敛作用，可使肠的蠕动减弱，大便里的水分减少，容易引发便秘。所以，不宜边吃羊肉边喝茶。而且吃完羊肉后也不宜马上喝茶，应等两三个小时以后再饮茶。

■ 忌饮烫茶和冷茶

饮烫茶会对人的咽喉、食道和肠胃产生强烈刺激，严重时甚至会引起病变。一般认为，茶汤的温度不宜超过60℃，以45～50℃为好，在此范围内，可以根据个人习惯加以调节。同样，饮冷茶也会对人的口腔、咽喉和肠胃造成影响。特别是饮用10℃以下的冷茶，会造成滞寒、聚痰等不利影响。

■ 忌饮浓茶

浓茶中的茶多酚、咖啡因的含量很高，刺激性较强，会使人体新陈代谢功能失调，甚至引起头痛、恶心、失眠、烦躁等不良症状。而且饮过量的浓茶，会过度刺激肾脏，造成排尿过多，不仅不利于肾脏功能，还会加重心脏负担，并因体内水分流失过多而导致便秘。另外，如果长期、过量饮浓茶，还可能引起缺铁性贫血和缺钙。

■ 忌饮冲泡次数过多和泡得太久的茶

一杯茶经三次冲泡后，90%以上可溶于水的营养成分已经浸出，如果继续冲泡，茶叶中的一些有害元素就会被浸泡出来，不利于身体健康。

另外，泡得太久的茶也不能饮用。冲泡时间过久会使茶叶中的茶多酚、芳香物质、维生素、蛋白质等氧化，使茶汤变质变味，而且茶汤中还会滋生细菌，有损健康。

因此，茶叶以现泡现饮为上。

■ 肠胃不适的人需适度饮茶

肠胃不适的人饮茶要适度，若饮茶过量或饮浓茶，会引起肠胃的病理变化，易形成溃疡，因此有胃肠病的人要少饮茶。

■ 贫血患者喝茶有讲究

贫血患者能否饮茶，不能一概而论。如果是缺铁性贫血，则最好不饮茶。这是因为茶叶中的茶多酚很容易与食物中的铁发生反应，不利于人体对铁的吸收，从而加重病情。

■ 冠心病患者饮茶需注意的事项

冠心病患者能否饮茶，需视病情而定，应咨询医生以确定自己是否适合饮茶。冠心病患者有的心动过速，有的心动过缓。茶叶中的生物碱，尤其是咖啡因和茶碱，有兴奋作用，能增强心肌的机能，故心动过缓的冠心病患者可以适量饮茶。心动过速的冠心病患者则宜少饮茶，饮淡茶，甚至不饮茶，以免因多喝茶或喝浓茶而加重心动过速。

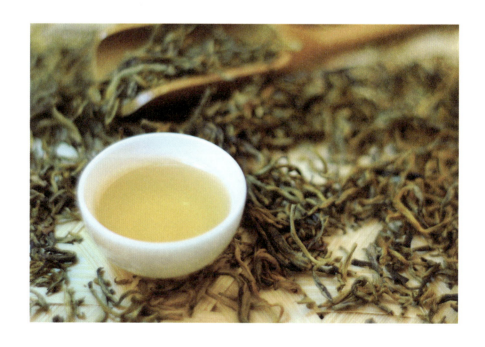

畏寒者饮茶需注意的事项

一般来说，绿茶较寒凉，畏寒者不太适合饮用。畏寒者适合喝黑茶或红茶，因为完全发酵的茶比较温和。

神经衰弱者饮茶需注意的事项

神经衰弱者，一要做到不饮浓茶，二要做到不在临睡前饮茶。因为患神经衰弱的人主要症状是失眠，而茶叶中所含的咖啡因有明显的兴奋中枢神经的作用，会使精神处于兴奋状态，更难入睡。

吃海鲜时最好不要喝茶

吃鱼虾类海鲜和其他含钙丰富的食物时，最好不要喝茶。因为茶中的鞣酸很容易和钙形成难溶的钙，不仅使钙流失，还可能形成结石，危害身体健康。

吃鸡鸭肉类时适合喝的茶

吃鸡鸭肉类时，喝乌龙茶比较合适。乌龙茶综合了绿茶和红茶的制法，品质介于绿茶和红茶之间，既有绿茶的清香又有红茶的醇厚，有"美容茶"之称，具有很好的分解脂肪的功效，还有促进肠胃蠕动的功能，有助于消化。

餐前、餐后喝茶的最佳时间

无论是餐前还是餐后喝茶，都最好能和用餐时间间隔半小时。若喝茶时间与用餐时间间隔较短，则茶叶中的茶多酚易与食物中的铁质、蛋白质等发生凝固反应，影响人体对铁质和蛋白质的吸收。

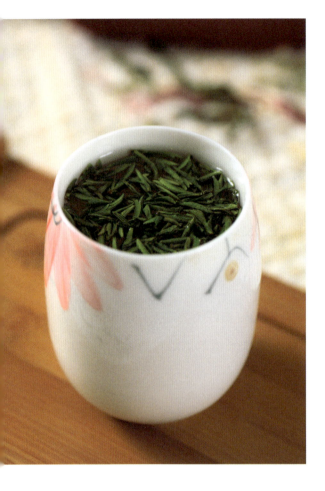

■ 餐前适宜喝的茶

餐前半小时适合喝普洱熟茶或红茶。因为两者是全发酵茶，不会刺激肠胃，且茶多酚在氧化酶的作用下发生酶促氧化反应所产生的物质能促进肠胃消化。

■ 餐后适宜喝的茶

餐后半小时比较适合喝少量乌龙茶或绿茶。乌龙茶具有较好的分解脂肪的功效，还能增强肠胃蠕动，能帮助消化。绿茶含有丰富的维生素、茶多酚，适合饭后少量饮用。

■ 不同时段饮茶有讲究

自古以来，中国人喝茶就很讲究，对饮茶的时间、茶的浓淡、冷热、新陈都很注意。据前人总结，早茶使人心情愉快，午茶提神，劳累后饮茶解疲劳，宴席后饮茶消食，进食后以茶水漱口既去油腻又可固齿。

健康饮茶应遵循"清淡为宜，适量为佳，随泡随饮，饭后少饮，睡前不饮"的原则，体瘦者、特殊时期的女性、老年人、儿童宜不饮茶或少饮茶，酒后、口渴时以及饭前饭后宜饮淡茶。

■ **"茶醉"**

空腹喝刺激性强的茶，会出现心悸、头晕、眼花、乏力等反应，好像喝醉了酒一样，俗称"茶醉"。茶醉多由饮茶过多、茶汤过浓或饮茶时间太长引起。

■ **"甜配绿，酸配红，瓜子配乌龙"**

所谓"甜配绿"，即喝绿茶时应以甜食佐茶，如用凤梨酥等各式甜糕配绿茶；"酸配红"，即喝红茶时应搭配酸甜的食品，如水果、果干等；"瓜子配乌龙"，即喝乌龙茶时应搭配有点滋味的瓜子、花生等食物。

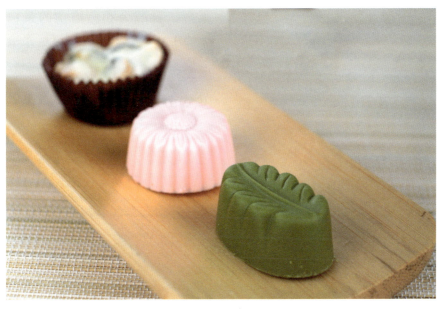

茶食

■ 冲泡绿茶时，不应洗茶

很多人泡绿茶时会把第一泡茶水倒掉，名曰"洗茶"，认为这样做能够洗去茶叶上的灰尘和农药残留，有益于健康，实际上这是一个错误的认识。

对绿茶而言，用沸水第一次冲泡，维生素C和咖啡因可溶部分就几乎已经完全溶于水了，多酚类化合物也已泡出60%左右，因此从营养角度看，第一泡茶水不应该倒掉。

茶叶上如有农药残留，也多为脂溶物，沸水无法洗去。如想要洗去灰尘，可在冲泡前用少量温水浸润茶叶后马上倒掉水。

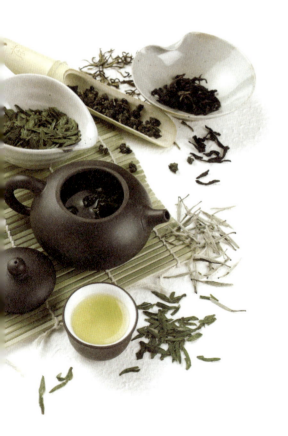

■ 忌用茶水服药

茶叶中含有鞣酸，如用茶水服药，鞣酸会和药物中的蛋白质、生物碱及金属盐等发生化学反应而产生沉淀，使药性改变，阻碍吸收，影响药效。这就是人们常说的"茶解药"。此外，茶叶有兴奋中枢神经的作用，凡服用镇静、安神、催眠类药物以及含铁补血药、酶制剂药物时，均不宜用茶水送服。

■ 忌喝隔夜茶

隔夜茶因茶水放置时间过久，维生素等营养成分已失去，而且还可能滋生对人身体有害的细菌。

■ 剩茶水的用途

①洗脸。喝剩的绿茶茶汤比较适合护肤，因为绿茶中含有较多的维生素C和茶多酚，用来洗脸可以预防皮肤病。日常洗脸后用冷茶水轻拍面部，或者用蘸了茶水的棉布敷在脸上，再用清水洗净，有助于平衡皮肤的酸碱度，使肌肤逐渐转变为中性。

②敷眼。电脑族、手机族可以将蘸了茶水的化妆棉敷在眼皮上，减轻黑眼圈，但要注意不要让茶水进入眼睛内部。取下化妆棉后，用清水洗净。

③漱口。口腔溃疡、牙龈出血、舌痛等问题均可用隔夜茶漱口治疗，但不能喝进肚子。此外，茶水中的氟会增强对酸性食物的抵抗力，减少蛀牙的发生，还能减少牙菌斑。一般饭后三四分钟用茶水漱口效果最佳。

④洗脚。茶叶中含有大量鞣酸，具有杀菌效果，尤其对杀灭引发脚气的丝状菌特别有效，睡前可将当天泡过的茶叶煮成浓汁来洗脚，时间长了脚气会不治而愈。洗脚时最好用绿茶，因为绿茶中的鞣酸含量较多，而其他发酵后的茶鞣酸含量会减少。

⑤擦身。用温热的茶水擦身，茶水中的氟能迅速止痒，防治湿疹，还能使皮肤光滑、柔嫩。

⑥洗手。吃虾、蟹后手上的腥味一般难以去掉，可以用茶水洗手，腥味会立刻消失无踪。

■ 发烧时不宜饮茶

有些病人发烧后仍照常喝茶，甚至喝浓茶，这样是不恰当的。因为茶叶中的茶碱会使人的体温升高，会使降温药物的作用大为减少或消失。

■ 儿童不宜饮浓茶

茶汤浓度大时，茶多酚的含量高。茶多酚易与食物中的铁发生反应，不利于铁的吸收，易引起儿童的缺铁性贫血。儿童可以适量喝一些淡茶，浓度为成人饮茶浓度的1/3。

■ 醉酒的人不宜饮浓茶

茶叶有兴奋神经中枢的作用，醉酒后喝浓茶会加重心脏负担。茶还有利尿作用，使酒精中的有毒物质尚未分解就从肾脏排出，对肾脏有较强的刺激性。

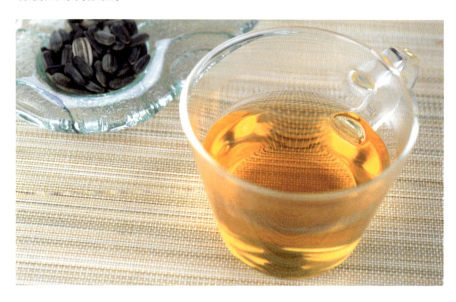

■ 剧烈运动后不宜立即饮茶

首先，运动后立刻喝茶会加重心脏负担。茶中含有咖啡因等导致兴奋的物质，运动刚结束就饮茶会使人不舒服，体质差的人会出现更严重的后果。其次，茶有利尿功能，运动后身体会大量出汗，如果喝茶水会进一步加重体内水分的流失，不利于运动后的恢复。运动后可以选择喝点淡盐水，不仅可以补充身体所需的盐分，还可以保持体内的正常代谢。

■ 男士和女士分别适合喝的茶

一般来说，男士适合喝绿茶、乌龙茶及普洱茶生茶，这几种茶有利于清肠、排毒、通络、强身健体。年轻女性适合品饮绿茶，可以防辐射，而且还能增强免疫力，但体寒的年轻女性不宜多饮。年纪稍大的女性可以喝红茶，有助于活血、安宫、暖胃。

■ 女性不宜饮浓茶的时期

女性一般在四个时期不宜饮浓茶：第一是生理期。生理期饮浓茶会使人基础代谢水平提高，引起痛经或经期延长；第二是怀孕期。怀孕期喝茶易引起缺铁性贫血，且茶中所含的咖啡因会使孕妇心肾负担过重，心跳加快，排尿频繁，咖啡因还会被胎儿吸收，而胎儿对咖啡因的代谢速度较慢，不利于胎儿的发育；第三是哺乳期。哺乳期饮浓茶可能减少乳汁分泌，而且乳汁中所含的咖啡因会使婴儿过度兴奋，甚至产生肠痉挛；第四是更年期。更年期喝太多茶会加重头晕、乏力、脾气不好和睡眠质量差等症状。

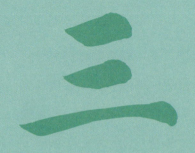

在中国，"茶"是一个很包容的概念。有一些非茶之茶，因像茶一样沏泡、饮用，并对人体健康有益，因而都被称为"茶"。

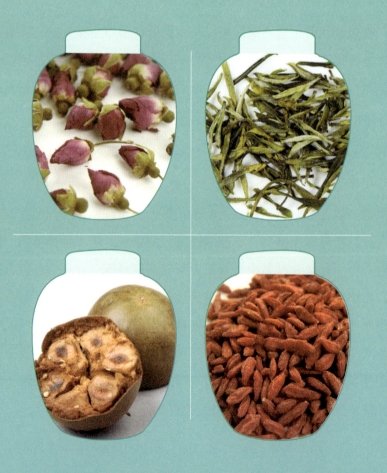

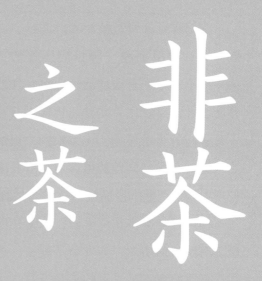

非茶之茶

药草茶

■ 枸杞茶

　　枸杞茶是用温水冲泡枸杞制成的茶饮。

　　枸杞具有补肾益精、养肝明目、滋润肺肾、调节血糖、降低胆固醇的功能，对于糖尿病有辅助治疗作用，并能预防动脉粥样硬化。此外，枸杞对肝肾不足引起的头晕耳鸣、视力模糊、记忆力减退具有保健调理功用，对缓解长期使用电脑而引起的眼睛疲劳，尤为适宜。

　　枸杞可与很多花草配伍。与菊花配伍，有明目的功效；与女贞子配伍，适用于肝肾精血不足导致的头晕目眩、视物不清；与麦冬配伍，适用于调理热盛伤阴、阴虚肺燥。

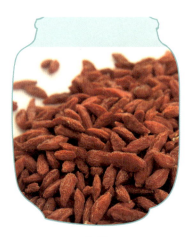

枸杞

■ 党参茶

　　党参因产自山西上党而得名，属桔梗科植物。以党参泡饮即为党参茶。

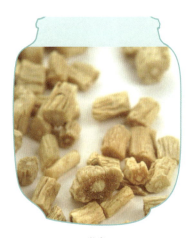

党参

党参可用于煲汤、煮粥、泡酒以及制作各种菜肴。党参具有补气的功效，特别适用于倦怠乏力、精神不振、胸闷气短的气虚患者。由于补气也有助于生血，所以党参也适用于气血两虚、面色苍白、头晕眼花、胃口不好、大便稀软、容易感冒的人群。党参还具有调节胃肠运动、增强免疫力、增强造血功能的作用，以及抑制血小板聚集、镇静、安神、抗惊厥的作用。党参常与红枣、蒲公英、黄芪、紫苏叶等搭配煎煮代茶饮用。

■ 人参茶

人参茶是用人工栽培的人参鲜叶，按照加工绿茶的方法，经过杀青、揉捻、烘干等工序制成的保健茶。

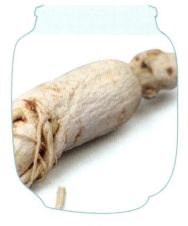

人参

人参性平，味甘、微苦，对中枢神经系统有一定的兴奋作用，能增强抵抗力，调节人体功能。人参大补元气，有助于补脾、益肺、生津、安神、益智，适用于一般体弱者或病后虚弱者。内热消渴、肾虚阳痿、惊悸失眠、脾虚食少、倦怠乏力者及大病后需大补元气者适合饮用，内火旺者忌服。

人参茶非常适合中老年人饮用，是一种价廉物美的保健饮料。此茶的香味与生晒参很相似，初入口微带苦，尔后回味甘醇。初饮人参茶，如嫌不合口味，泡饮时可加入少量蜜糖，能调和滋味。人参可以与麦冬、五味子等一同泡饮。

■ 西洋参茶

西洋参性凉，味苦、微甘，能补气养阴、清热生津，有缓解疲劳、抗氧化、抗应激、抑制血小板聚集、降低血液凝固性的作用，另外，对糖尿病患者还有调节血糖的作用。常与生地、麦冬、枸杞、桂圆等泡饮。西洋参茶适合肠燥便秘、热病烦渴、内热之人饮用，脾胃虚寒、夹有寒湿以及有腹部冷痛症状的人不宜服用。

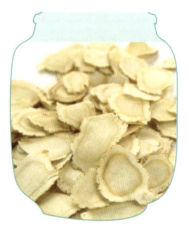

西洋参

■ 罗汉果茶

罗汉果掰开，用沸水冲泡后饮用，即为罗汉果茶。罗汉果性凉，味甘，有止咳、润肺、抗癌、降血压、降血脂、增强免疫力等功效，可助排毒，而且具有降血糖的作用，可辅助治疗糖尿病。罗汉果可与胖大海、薄荷、无花果等共用，能够缓解风热感冒引起的咳嗽、咽痛、声音嘶哑甚至失声等症，也可缓解扁桃体炎、咽喉炎、百日咳、肺热哮喘、便秘等症。但风寒咳嗽、脾胃虚寒者忌用，糖尿病人不宜多服久用。

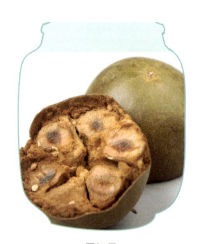

罗汉果

■ 胖大海茶

胖大海，别名安南子、大海子、胡大海，因遇水膨大成海绵状而得名。以胖大海冲泡饮用即为胖大海茶。胖大海性寒，味甘，具有清热润肺、利咽解毒、润肠通便的功效。胖大海常与甘草、菊花、麦冬一同冲泡饮用。

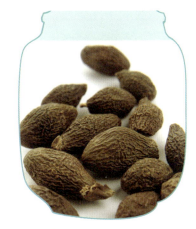

胖大海

很多人嗓子不舒服了就会泡一点胖大海喝，但需注意，胖大海只适合风热邪毒侵犯咽喉所致的嘶哑，对因声带小结、声带闭合不全或烟酒过度引起的嘶哑、咽喉肿痛无效。另外，脾胃虚寒、低血压、糖尿病、风寒感冒或肺阴虚引起咳嗽的人群应慎用胖大海，否则可能加重病情。

■ 决明子茶

决明子是决明或小决明的成熟种子，有清热明目、润肠通便、降血压、抑菌、降血脂、降低胆固醇、增强免疫力等作用。决明子适合与夏枯草、火麻仁、瓜蒌仁、菊花、栀子等一同泡饮。

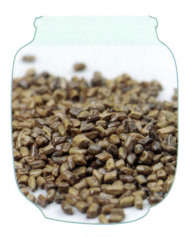

决明子

决明子微炒后以沸水冲泡，色黄香清，味道甘苦，别有风味。老年人饮用决明子茶，不仅有助于大便通畅，还有明目、缓解眼部疲劳、降血脂、降血压等保健功能。

决明子性微寒，脾虚便溏、容易腹泻的人不宜饮用此茶，但青光眼、白内障、结膜炎、便秘以及高血压患者适用。

■ 莲子心茶

莲子性平，味甘、涩，可固精止带、补脾止泻、益肾养心、降血压。

将莲子中间绿色的莲子心干制后泡饮，或与茶同泡饮用，即为莲子心茶。莲子心茶可清心去火、养心安神、消暑除烦、生津止渴，可降血压、减脂、强心，还可调理因心火内炽所致的烦躁失眠。莲子心可与薄荷、菊花、玫瑰花、甘草等一同泡饮，适合脾虚久泻、肾虚遗精、心神不宁、惊悸失眠者饮用，中满痞胀、大便燥结者忌用。

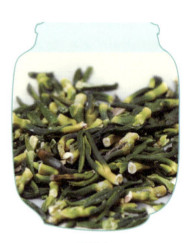

莲子心

■ 菟丝子茶

菟丝子是旋花科植物菟丝的种子，是一味古老的中药。菟丝子性平，味辛、甘，具有养肝明目、补肾益精、安胎、止泻的功效。

用菟丝子泡茶饮用，有降血压、促

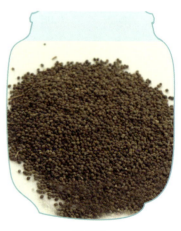

菟丝子

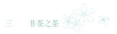

进造血、增强免疫力、软化血管、降低胆固醇等功效，可在一定程度上抑制癌细胞，降低癌变的发生率。菟丝子中的多糖具有抗衰老、保护脑组织的作用。菟丝子用酒浸泡后涂抹皮肤可用来治疗白癜风等症。菟丝子可与枸杞、山药、党参、白术等同用，适合遗尿、尿频、白带过多、阳痿遗精、溏泻及肝肾不足所致的头晕眼花、视物不清等症者饮用。阴虚火旺或实热证者忌用。

■ 麦冬茶

麦冬，又名沿阶草、麦门冬，为百合科沿阶草属多年生常绿草本植物。麦冬须根较粗壮，根的顶端或中部常膨大成纺锤状肉质小块，以块根入药。麦冬性甘，味微苦。用麦冬泡茶饮用，有滋阴润肺、益胃生津、清心除烦的功效。

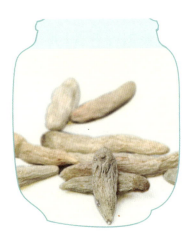

麦冬

■ 杜仲茶

杜仲，又名棉树皮、丝棉皮、玉丝皮、思仲等，是我国特有树种。杜仲性温，味甘，有补肝肾、强筋骨、安胎的功效。

杜仲茶是采摘杜仲树的嫩叶，经传统的茶叶加工方法制作而成的健康饮

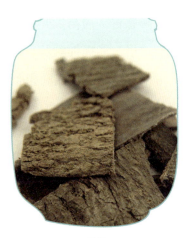

杜仲

品。可以用沸水冲泡10分钟后空腹饮用，也可加入茉莉花、菊花等一起冲泡饮用，口味微苦而回甘爽口。

由于杜仲茶能有效清除体内垃圾，分解胆固醇和中性脂肪，所以个别敏感的人开始饮用时可能出现轻微便稀现象，有些人饮用一段时间，身体适应后可恢复正常。杜仲所含成分可加速新陈代谢，促进热量消耗，从而使人体重下降，因此肥胖者喝杜仲茶减肥效果很好。但阴虚火旺者慎饮，肾虚火炽、内热者禁用。

■ 蒲公英茶

蒲公英，别名蒲公草、婆婆丁，叶有浓烈的草香，是常用的药草。将蒲公英放入杯中，用沸水冲泡，即成蒲公英茶。蒲公英茶色淡黄，有淡淡的苦味。蒲公英茶有清热解毒、消肿散结、利湿通淋、强壮筋骨、乌须黑发的功效，可缓解感冒头痛与发热症状。蒲公英茶长期饮用，能提神醒脑、降低胆固醇，还可预防感冒、增强肝和胆的功能。

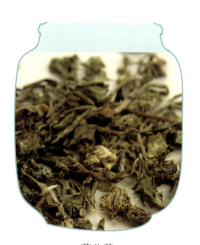

蒲公英

蒲公英茶适合扁桃体炎、尿路感染、支气管炎患者饮用，脾虚便溏者忌用。在欧洲，蒲公英有"尿床草"之称，可见其利尿作用之强。它还能缓解消化不良和便秘，清洁血液，促进乳汁的分泌。

蒲公英可和薄荷同饮，味道芳香而甘甜。蒲公英配伍车前子有清热、利湿、通淋的功效，配伍菊花有解毒、明目的功效，配伍夏枯草有清肝行滞、解毒散结的功效。

■ 覆盆子茶

覆盆子性温，味甘、酸，有增强免疫力、抗衰老、益肝肾、明目等功效，可与桑葚、山茱萸、菟丝子等配伍饮用。

覆盆子泡水饮用，适合阳痿、早泄、遗精、夜间多尿、遗尿、妇女带下病、头晕目眩、视物不清等症者饮用，肾虚有火、小便短涩等症者慎服。

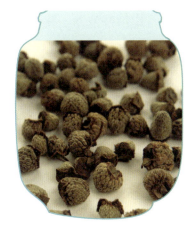

覆盆子

■ 甘草茶

甘草性平，味甘，具有补脾益气、平喘止咳、清热解毒、抗过敏、护肝、调节免疫系统等作用，并具有抑制胃酸分泌、促进溃疡愈合的作用，还能促进咽喉及支气管的腺体分泌。常与人参、白术、茯苓、生姜、杏仁、忍冬一同泡饮。

甘草茶，适合咳嗽痰多、脾胃虚弱、倦怠乏力等症者饮用，水肿者慎用。

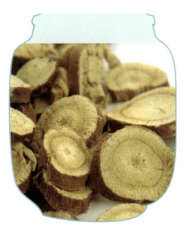

甘草

■ 山楂茶

山楂性微温，味酸、甘，能消食化积、行气散瘀、强心、防治动脉硬化、降低胆固醇、舒张血管、增强免疫力，还能抗衰老、抗癌。可与生姜、菊花、麦芽、陈皮、红枣等配伍饮用。

山楂茶适合食积不消、肥胖、高血压、高脂血症、冠心病以及痛经者饮用，脾胃虚弱者、孕妇、糖尿病患者忌用。

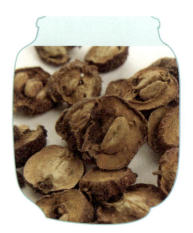

山楂

■ 红枣茶

红枣性温，味甘，具有补血安神、补中益气、镇静、抗过敏、平喘、抗癌及增强抵抗力等作用。可与枸杞、菊花、小麦、芹菜根、甘草、人参等配伍饮用。

红枣茶适合贫血头晕、脾胃虚弱、神经衰弱、体倦乏力、营养不良者饮用，腹部胀满、痰湿偏盛、慢性湿疹、肥胖者不宜多用，糖尿病、小儿疳积、寄生虫病患者忌用。

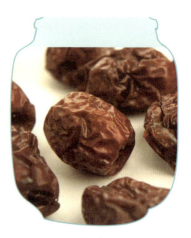

红枣

■ 麦芽茶

麦芽性平，味甘，具有护肝、降血脂等作用。麦芽中含有的淀粉酶，可以帮助消化，常与山楂、陈皮、谷芽等共用。

麦芽茶适合食欲不振、食积不消、乳房胀痛、妇女断乳者饮用，脾胃虚寒者、妊娠期或哺乳期妇女禁用。

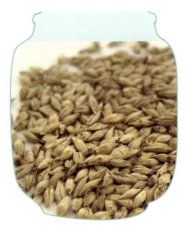

麦芽

■ 陈皮茶

陈皮性温，味辛、苦，具有抗菌消炎、镇痛、止咳化痰、理气健脾、降血脂、扩张冠状动脉、抗氧化等作用，而且对胃肠道有温和的刺激作用，能促进消化液的分泌和排除肠内积气。常与红枣、山楂、党参、大青叶、甜菊叶等泡饮。

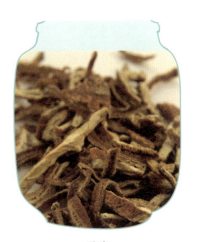

陈皮

将陈皮用沸水冲泡后放入适量冰糖即可饮用。陈皮茶有理气调中、疏肝健脾、消食导滞的功效，适合食欲不振、疲倦乏力、咳嗽痰多、大便泄泻者饮用，但燥热或阴虚内热者慎用。进食过多或食用油腻食物后，可泡上一杯陈皮茶去油腻。

生姜茶

生姜性温，味辛，有解表散寒、温肺止咳、温中止呕的功效，可刺激食欲，对心脏有兴奋作用，还可抗菌、降血压。可与陈皮、杏仁等配伍饮用。

生姜泡饮或煮饮，适合风寒感冒、咽喉肿痛、头痛鼻塞、痰多咳嗽、呕吐泄泻等症者饮用，阴虚内热者忌用。

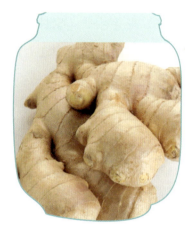

生姜

板蓝根茶

板蓝根性寒，味苦，有清热解毒、凉血利咽的功效，可预防流行性乙型脑炎、肝炎、流行性腮腺炎、流行性感冒等症。可与薄荷、麦冬、生地、金银花、栀子等配伍共用。

板蓝根茶适合风热感冒患者饮用，体虚、无实火热毒者忌服。

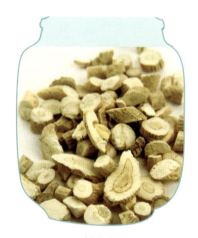

板蓝根

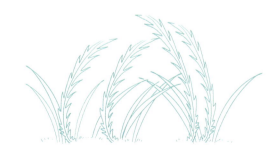

■ 桑葚茶

桑葚性寒，味甘、酸，有滋肾补血、生津润燥的功效，可滋润肌肤、亮发、延缓衰老、缓解眼睛疲劳，还可以防止白细胞减少，促进红细胞生长。可与枸杞、桂圆、蜂蜜、酸枣仁等共用。

桑葚泡水饮用，适合便秘、风湿、神经衰弱、津伤口渴、内热消渴、眩晕耳鸣、心悸失眠、血虚便秘、须发早白等症者饮用，脾虚便溏及糖尿病患者忌饮。需注意，制桑葚茶忌用铁器。

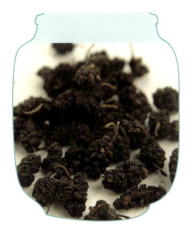

桑葚

■ 连翘茶

连翘性微寒，味苦，有清热解毒、散结消肿、疏散风热、抗菌、强心、利尿、镇吐等作用，对急性风热感冒、尿路感染等症有调理作用。

连翘泡水饮用，适合风热感冒、高热烦渴、热淋尿闭等症者饮用，脾胃虚寒、气虚及痈疮已溃者慎用。

■ 益母草茶

益母草，别名益母艾、红花艾、坤草，性微寒，味苦、辛，气味清香。益母草含有多种微量元素，其中硒具有增强免疫细胞活力、缓解动脉粥样硬化以及提高免疫力的作用；锰能抗氧化、防衰老、抗疲劳以及抑制癌细胞的生长，具有延缓衰老、美容养颜的功效。益母草可用于煮粥、煲汤以及制作菜肴，常与当归、牛膝、香附、丹参、金银花等搭配使用。

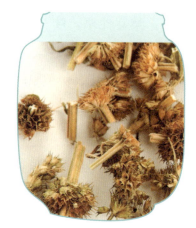

益母草

一般取3～5克益母草，置于杯中，冲入适量沸水，稍等片刻即可饮用。益母草茶可活血调经、利水消肿、清热解毒，适合月经失调、淤血腹痛等症者饮用，阴虚血少、月经过多、寒滑泻痢者及孕妇忌服。

■ 绞股蓝茶

绞股蓝，又名七叶胆、七叶参、小苦药等，有三叶、五叶、七叶和九叶四大类，其中七叶类以及九叶类所含绞股蓝皂苷较多，功能较强。

绞股蓝茶是湖南西南部、陕西南部的一种古老的中草药日常茶饮。采摘绞股蓝嫩叶和嫩芽，经加工制成的绞股蓝茶，茶汤碧绿，稍带清香、微苦，入喉回甘。

绞股蓝泡水饮用，具有清热解毒、健脾益气、止咳化痰、调节血脂等功效，适合支气管炎、胃脘疼痛、高血压、糖尿病等症者饮用。

■ 牛蒡茶

　　牛蒡茶是以牛蒡根为原料，烘干制成。牛蒡性温，味甘，无毒，可通经脉、除五脏恶气。

　　牛蒡冲泡饮用，能强身健体、滋补调理。另外，牛蒡中含有丰富的膳食纤维，因此具有一定的轻体瘦身功效。

■ 刺五加茶

　　刺五加产于我国东北的山地林间，味辛，性温，能益气健脾、补肾安神。

　　刺五加泡水饮用即为刺五加茶。刺五加茶含多种苷，其中部分苷与人参皂苷有相似的生理活性，具有抗疲劳作用，能缓解因脾肾阳虚所致的体虚乏力、食欲不振、腰膝酸软和失眠多梦等症状。

■ 平车前茶

　　平车前，别名车前草、车茶草、蛤蟆叶，我国东北地区称为"车轱辘菜"，是一种味道鲜美的野菜，全草和种子都可入药。平车前味甘，性寒，具有清热利尿、明目降火、凉血解毒的功效。

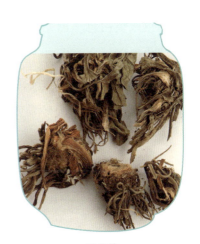

平车前

　　平车前用沸水冲泡5分钟，加入适量冰糖或蜂蜜调味后即可饮用。平车前茶适合小便不利、肺热咳嗽、肝热目赤及咽痛者饮用。此外，将新鲜平车前捣烂外敷可调理疮疡以及虫咬引起的红肿热痛，敷后能够很快好转。

■ 苦丁茶

苦丁茶，别名茶丁、富丁茶、皋卢茶，主要分布在华南地区和西南地区，是一种传统的天然保健饮料。

苦丁茶作为保健茶饮历史久远，北宋时为贡品。苦丁茶性寒，味甘、苦，有疏风清热、明目生津的功效，能清火、利便、降血压、减肥、防癌、抗衰老、活血脉。

苦丁茶不宜常饮，孕产期以及经期女性不宜饮用，体质虚寒、风寒感冒及脾胃虚寒者也不宜饮用。

■ 白茅根茶

白茅根，为白茅的干燥根茎，呈乳白色或黄白色。白茅根性寒，味甘，能清热生津、凉血止血。

将白茅根用沸水冲泡10分钟左右即可饮用。白茅根茶有清热利尿、凉血止血的功效，血热、水肿、热病烦渴、热淋涩痛者宜饮，糖尿病人慎饮，脾胃虚寒及慢性虚寒性腹泻者忌饮。

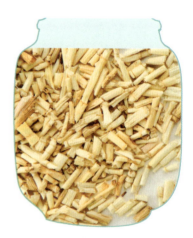

白茅根

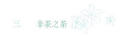

■ 钩藤茶

　　钩藤为常绿藤本植物，味甘，性微寒，能清热平肝、息风定惊。钩藤用沸水煎煮后当茶饮，味道微苦、回甘，能镇静、降血压，而且对高血压引起的头痛、头晕、失眠、心悸、耳鸣等有调理作用。

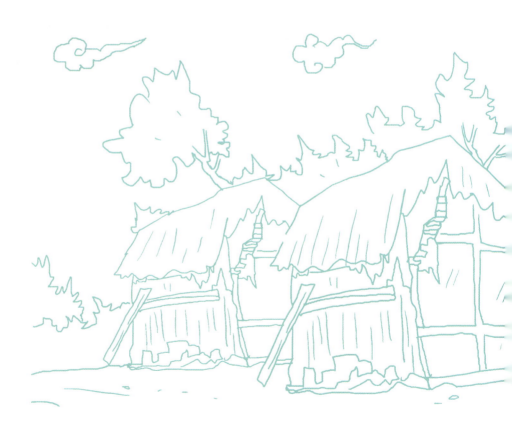

花草茶

■ 玫瑰花茶

玫瑰花含有丰富的维生素和鞣酸，能排毒养颜，改善内分泌失调，而且对消除疲劳和伤口愈合有一定帮助。

玫瑰花花蕾干制，用沸水冲泡即成玫瑰花茶，适合肝气郁结所致胸胁胀痛、胸膈痞闷、乳房胀痛和月经失调者饮用，阴虚有火、内热者慎饮。玫瑰花既可单独作为茶饮，也可搭配绿茶和红枣饮用，可去心火，保持精力充沛，增添活力。

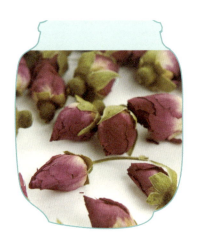

玫瑰花

■ 月季花茶

月季花，别名月月红、月月花、长春花，性温，味甘，冲泡后有淡淡的宜人清香。月季花茶有活血调经、消肿止痛的功效，常被用来调理月经失调、痛经、胸腹胀痛、烦闷呕吐及血热风盛所致的皮肤瘙痒等症。常与玳玳花、玫瑰花、当归、白芍、丹参等共用。

■ 桃花茶

桃花有利水通便、活血化瘀、美容养颜、改善血液循环的功效，可用于缓解水肿、腹水、便秘等症。

桃花采摘阴干后，用沸水冲泡5分钟，加入冰糖或蜂蜜即可饮用。桃花茶适合便秘、水肿、维生素B_1缺乏病、闭经及面部有黄褐斑、雀斑、黑斑者饮用。但桃花茶不宜长期饮用，体虚者慎饮，孕妇及月经量过多的女性忌饮。

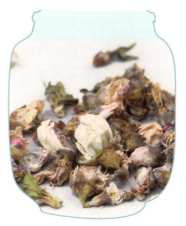

桃花

■ 百合花茶

百合是一种药食兼用的花卉，百合的花和鳞状茎均可入药。

用百合花泡茶，有清心安神、清火润肺、改善睡眠的功效，很适合失眠人群。百合花还有助消化的作用，适合餐后饮用。百合花茶适合肺热咳嗽、痰黄稠、肝火旺以及多梦者饮用，外感风寒咳嗽的人慎饮。

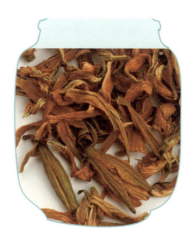

百合花

■ 款冬花茶

款冬花，别名冬花、款花、看灯花等，性温，味辛。将款冬花放入茶壶中，用沸水冲泡，十几分钟后即可代茶饮用。款冬花茶可润肺下气、止咳化痰，适用于由感冒引起的咳嗽。款冬花与百合相配，可滋阴清热、润肺止咳。

■ 金盏花茶

金盏花，别名金盏菊、黄金盏、长生菊、醒酒花，味淡，性平，有清热解毒、清心润肺、美容养颜、促进血液循环等功效。

金盏花用沸水冲泡约10分钟即可饮用，可加蜂蜜调味。金盏花茶有消炎抗菌、清热降火的功效；感冒时饮用金盏花茶有发汗、清湿热的作用，有助于退烧；金盏花茶还有镇静、促进消化的功

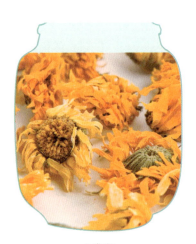

金盏花

效。金盏花茶适合肠胃不适以及失眠者饮用，体质虚弱者不宜大量久服，阴虚劳嗽、津伤燥咳者忌用。

■ 忍冬茶

忍冬，别名金银花、金银藤，是一种具有悠久历史的常用中药。忍冬的茎、叶和花都可入药，性微寒，味甘，具有清热解毒、排毒利咽、消炎杀菌、消暑除烦、利尿和止痒的功效。

忍冬开花当天的花蕾阴干后即可代茶泡饮，适合中暑、长痱疖、咽喉炎、扁桃体炎者饮用，脾胃虚寒、气虚疮疡脓清者以及经期女性不宜饮用。

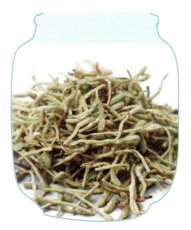

忍冬

■ 金莲花茶

金莲花，别名旱荷、旱金莲、金芙蓉等，有清热解毒、清咽润喉的功效。金莲花用沸水冲泡即成金莲花茶，金莲花茶气浓香，味微苦，适合咽喉肿痛者饮用。金莲花可与菊花、枸杞、甘草、玉竹等搭配冲泡饮用，效果更佳。金莲花本身性凉，不适合多用，女性经期不适合饮用。

■ 茉莉花茶

茉莉花性温，味辛、甘，有理气开郁、辟秽和中的功效。

茉莉花晒干后可直接当茶用。茉莉花茶可以促进平滑肌的舒展与收缩，促进肠胃蠕动，有助于促进消化，缓解胃痛、腹泻和腹痛。另外，茉莉香气有安神的效果，可以舒缓紧张情绪，让人心情舒畅。

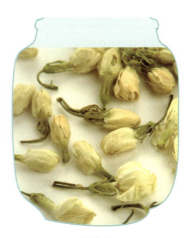

茉莉花

■ 菊花茶

菊花味甘苦，性微寒，有疏散风热、清肝明目、清热解毒等作用，对缓解眼睛疲劳、头痛等有一定效用。菊花可直接用热水冲泡后饮用，也可加少许蜂蜜调味。菊花茶适合头晕、目赤肿痛、嗓子疼、肝火旺以及血压高者饮用，但菊花性凉，体虚、脾虚、胃寒、容易腹泻者慎用。

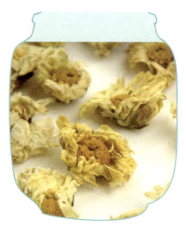

菊花

菊花的品种有很多，湖北大别山麻城福田河镇的福白菊、浙江桐乡的杭白菊、安徽黄山脚下的黄山贡菊（徽州贡菊）比较有名，产于安徽亳州的亳菊、滁州的滁菊、四川中江的川菊、浙江德清的德菊、河南焦作的怀菊都有较高的药用价值。

菊花中最好的品种是什么

杭白菊主要产于浙江桐乡，是我国传统的栽培药用植物，是浙江省八大名药材"浙八味"之一，也是菊花中最好的品种。杭白菊具有健胃、通气、利尿、解毒、明目的作用，热饮后全身发汗并感到轻松，是医治感冒的良药，也是老少皆宜的保健饮料。泡饮时每杯放四五朵干花，香气芬芳浓郁，滋味爽口，回味甘醇，喜爱饮用的人甚多。杭白菊以花朵肥大、色泽洁白、花蕊金黄、较为干燥的为上品。

■ 玫瑰茄茶

玫瑰茄，又名山茄、洛神花，含有丰富的维生素C，具有健胃、消除疲劳、降血压、利尿的功效。

玫瑰茄泡水饮用，可以清凉降火、生津止渴，对支气管炎和咳嗽有缓解作用，还能改善睡眠。但是，玫瑰茄含有大量的有机酸，所以胃酸过多的人尽量不要饮用。由于玫瑰茄性凉，所以经期、妊娠期的女性不宜饮用。另外，玫瑰茄有利尿作用，因此肾功能不好的人要适量饮用。

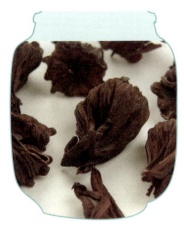

玫瑰茄

■ 雪菊茶

雪菊产于新疆喀喇昆仑山脚下的克里阳乡，有降血压、降血脂的作用，能清肝明目、益肝补阴、美容养颜、润肠通便、镇静安神。

雪菊冲饮方法简单，既可像绿茶那样直接在茶杯中冲泡，也可像红茶那样用茶壶冲泡。如果是失眠者，可每天用沸水冲泡3~5克，能够起到较好的安神作用。如用于调理高血压，一次取5~8朵冲泡即可。高脂血症患者，取15~20克泡饮，可帮助降低血脂。

■ 红蓝花茶

红蓝花，别名红花、刺红花、草红花等。人们常把红蓝花和藏红花混为一谈，其实二者并不相同：红蓝花是菊科植物，而藏红花是鸢尾科植物；红蓝花取用的是细管状的花瓣，而藏红花则是取雄花蕊；红蓝花活血，藏红花的活血效用更强，但也比较昂贵。

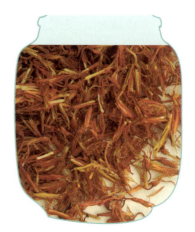

红蓝花

红蓝花气微香，味微苦、辛，性温。将5克红蓝花用沸水冲泡3分钟左右即可饮用。红蓝花茶有活血通经、消瘀止痛的功效，能够有效改善痛经、月经失调以及围绝经期综合征等妇科疾病症状。

■ 洋甘菊茶

洋甘菊，别名德国洋甘菊、罗马洋甘菊，味苦、辛，性微寒。

洋甘菊泡水饮用，可以缓解头痛、偏头痛、失眠以及由感冒引起的肌肉疼痛。洋甘菊所含的清凉成分可以有效减轻发热症状。此外，洋甘菊茶还能明目、退肝火、镇定安神、抗过敏以及抗忧郁。

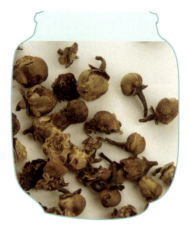

洋甘菊

冲泡过的洋甘菊冷茶包可以用来敷眼睛，不仅能够缓解眼部疲劳，还可以帮助消除黑眼圈。洋甘菊可与薰衣草、玫瑰花等搭配饮用。

■ 薰衣草茶

薰衣草，别名香草、灵香草、黄香草等，可以舒缓紧张情绪、镇定心神、增强记忆力，对缓解由紧张和压力引起的失眠很有效；能促进细胞再生，平衡油脂分泌，改善疤痕，抑制细菌生长；还对由风寒引起的疼痛、水肿、阵痛等有良好的缓解效果。

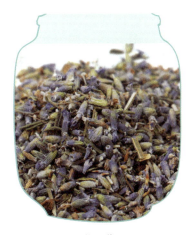

薰衣草

用薰衣草制作的薰衣草精油是使用率较高、适用于儿童并且可以直接少量涂于皮肤上的芳香精油之一。

薰衣草冲泡5～10分钟即可饮用，加冰糖味道更佳。薰衣草茶香味芬芳浓郁，滋味甜中带微苦。

■ 马鞭草茶

马鞭草，别名防臭木、香水木，有柠檬的香气，性微寒，有清热解毒、活血散瘀、利水消肿的功效，可减肥瘦身、松弛神经以及缓解疲劳。

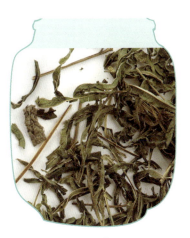

马鞭草

马鞭草用沸水冲泡3分钟左右，茶汤温凉后可依个人口味加入蜂蜜调味。马鞭草茶适合支气管炎、鼻塞、喉咙痛及消化不良等症者饮用，而且能缓解静脉曲张和腿部水肿，并有助消化及改善胀气的作用。此外，马鞭草茶还可缓解偏头痛和女性经期不适。需注意，长期或大量饮用马鞭草茶可能会刺激肠胃。

在法国、西班牙等国，马鞭草茶备受喜爱，有"花草茶女王"的美誉。它清爽的柠檬香气能安抚亢奋的神经，而且会使口气清新。马鞭草几乎能和所有的花草搭配成花草茶，常用于排毒、瘦身、安神，是日常自制复方花草茶的主要材料之一。

■ 薄荷茶

薄荷，别名夜息香、野薄荷、鱼香草，性凉，味甘、辛，为疏散风热的常用植物，对治疗风热感冒有一定的疗效。

薄荷叶洗净后用沸水冲泡3分钟左右，茶汤温凉后可根据个人口味加入冰糖或蜂蜜。薄荷茶有疏散风热、清利头目、利咽透疹、疏解肝郁的作用，还可助消化、提神醒脑以及缓解压力。薄荷芳香辛散，发汗作用较强，故表虚多汗者不宜饮用，阴虚血燥者忌服。

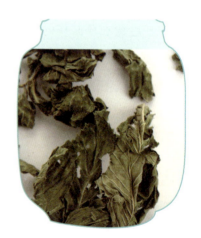

薄荷

薄荷的品种很多，常用来泡茶的有欧薄荷、绿薄荷和苹果薄荷等。欧薄荷有辛辣味和强烈的清凉感，如果平时吃得过于油腻或过多，可以用欧薄荷泡茶来缓解；绿薄荷比欧薄荷温和，有甜味，最适合泡冰茶；

苹果薄荷带有苹果的甘甜和薄荷的清凉，可以直接用其新鲜叶子泡茶。

夏天饮薄荷茶，可使头脑清醒。牙痛、喉咙不舒服时喝薄荷茶会感觉很舒服，而且也能让口气变得清新。

■ 柠檬草茶

柠檬草，别名柠檬香茅、香茅草，有健脾健胃、利尿解毒、抗菌抑菌的功效，有助于缓解腹痛、腹泻及头痛等症。

柠檬草冲泡即成柠檬草茶。柠檬草茶有刺激肠胃蠕动、助消化的作用，适合饭后饮用。柠檬草茶还可以提振情绪，缓解抑郁心情。平时饮用柠檬草茶，可预防疾病，增强免疫力。需注意，孕妇忌服此茶。

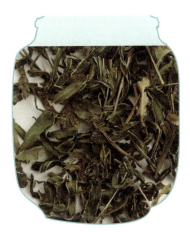

柠檬草

■ 勿忘草茶

勿忘草是紫草科勿忘草属的植物，别名勿忘我。勿忘草味甘，性寒，入肝、脾、肾经，能清心明目、滋阴养血，促进机体新陈代谢。

勿忘草用沸水冲泡3分钟左右即可饮用。勿忘草茶能缓解头痛和女性生理问题，常与菊花、玫瑰花共用。孕妇忌饮此茶。

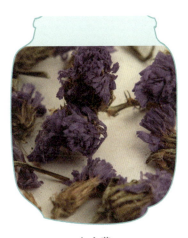

勿忘草

■ 千日红茶

千日红因能长期保持原有的花形和颜色而得名。千日红味甘，性平，具有清肝明目、消肿散结、止咳平喘、美容养颜、活血通经等功效。

千日红用沸水冲泡3分钟左右即可饮用。千日红茶为赏心悦目的嫩粉色，可用于调理慢性支气管炎。千日红不适合搭配其他的花草饮用，且孕妇忌饮。

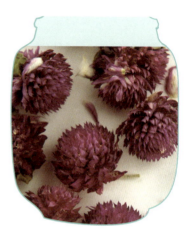

千日红

■ 槐花茶

槐花，别名洋槐花，味苦，性微寒，有淡淡的清香。一般用夏季未开放的花蕾干制成的称为槐米，用开放时的花朵干制成的称为槐花。槐花生用可清肝去火。

将槐花放入杯中，沸水冲泡约10分钟，加适量冰糖即可制成槐花茶。槐花茶有清肝明目、清热凉血的功效，头晕目眩、烦躁易怒者适饮。

■ 玉蝴蝶茶

玉蝴蝶，别名木蝴蝶、千张纸，是紫葳科植物玉蝴蝶的种子，以干燥、色白、种仁饱满、翅大、柔软如绢者为好，能清肺利咽、美白、减肥。玉蝴蝶泡水饮用，能加快机体新陈代谢、清肺热、利咽喉。常与胖大海、三七花共用。

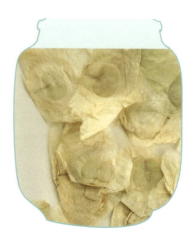

玉蝴蝶

■ 甜菊叶茶

甜菊叶为甜菊鲜叶干制而成。甜菊的叶子含有甜味物质甜菊素，甜味重，热量低，是一种甘味料。甜菊叶味甘，性平，能生津止渴、降血压。

甜菊叶泡饮即成甜菊叶茶，能助消化、滋养肝脏、调理血糖、美容养颜，适合追求低热量的人饮用。

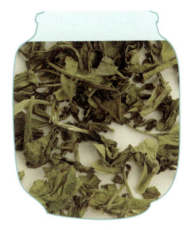

甜菊叶

■ 迷迭香茶

迷迭香是一种灌木，叶子带有茶香，其独特的芳香具有激活大脑的功效，能增强记忆力、提神醒脑。

迷迭香干制泡饮即成迷迭香茶。迷迭香茶适合眩晕及紧张性头痛者饮用，对疲劳综合征、亚健康等有调理作用。迷迭香茶具有一定刺激性，胃寒胃痛、慢性腹泻者慎饮，孕妇、高血压及癫痫患者忌饮。

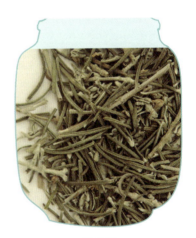

迷迭香

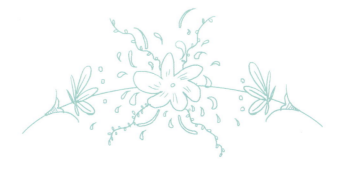

■ 荷叶茶

　　鲜荷叶干制后用沸水冲泡即成荷叶茶。荷叶茶有降血脂、降胆固醇的作用，可有效阻止脂肪的吸收，适合单纯性肥胖者饮用；有清热解暑、凉血止血的功效，适合中暑、暑热泄泻者饮用。荷叶中富含黄酮类化合物，具有很强的抗氧化性，可防治心血管疾病。此外，饮荷叶茶还可以润肠通便，有利于排毒养颜。体瘦及气血虚弱者慎饮荷叶茶。

　　荷叶不可与桐油、茯苓、白银同用。

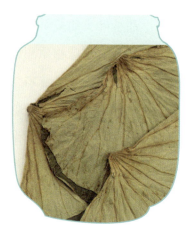

荷叶

■ 菩提叶茶

　　菩提叶用菩提树的叶子干制而成，富含维生素C和生物类黄酮，能安神、助消化、利小便和促进新陈代谢。

　　菩提叶泡饮即成菩提叶茶。菩提叶茶具有镇静安神、改善睡眠的功效，还能促进排毒、轻体减脂。

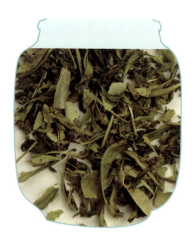

菩提叶

■ 紫苏叶茶

　　紫苏，别名桂荏、白苏、白紫苏等，能解表散寒、行气和胃。

　　紫苏叶泡饮即为紫苏叶茶，适合风寒感冒、咳嗽恶心、妊娠呕吐等症者饮用，温病及气表虚弱者忌服。

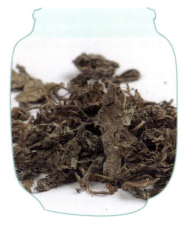

紫苏叶

■ 桑叶茶

　　桑叶茶取初霜后桑树的树叶晒干制成。桑叶性寒，味甘、苦，能疏散风热、清肺润燥、清肝明目。

　　桑叶泡饮，适合风热感冒、咳嗽、头痛、咽痛、目赤肿痛及迎风流泪者饮用。常搭配牛蒡、麦冬、菊花、决明子等。

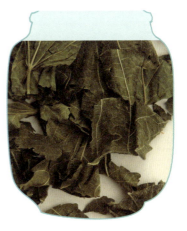

桑叶

■ 马郁兰茶

马郁兰具有特殊香气，有利尿、解痉、增强食欲、缓解头痛、改善睡眠等作用。马郁兰泡饮，可以缓解紧张情绪，促进消化吸收。

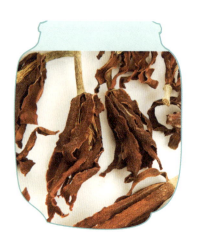

马郁兰

■ 柿叶茶

柿叶茶是以柿叶为原材料加工精制而成的保健饮品。柿叶中含有单宁、胆碱、蛋白质、矿物质、糖和黄酮等对人体有益的物质，特别是维生素C含量丰富。柿叶茶有通便利尿、净化血液、抗菌消肿等多种保健功能。柿叶茶不含茶碱和咖啡因，晚上饮用还可安神，提高睡眠质量。

■ 竹叶茶

竹叶茶是以竹叶为原料制作而成的饮品，含有丰富的三萜类化合物、含芦竹素等。用竹叶泡茶，其味清香可口，其色微黄淡绿，其汤晶莹透亮，具有生津止渴、清热解毒、解暑利尿等功效。

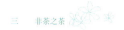

其他特色健康茶

■ 大麦茶

大麦茶是将大麦炒制后再沸煮而得，是中国、日本、韩国等国民间广受欢迎的传统清凉饮料。把大麦炒制成焦黄，饮用前，只需要用沸水冲泡两三分钟就可浸出浓郁的麦香。喝大麦茶不但能开胃、助消化，还有助于减肥。

大麦茶味甘，性平，含有消化酵素和多种维生素，能够益气和胃，有利于缓解由病后胃弱引起的食欲不振。大麦茶含有人体所需的微量元素、氨基酸、不饱和脂肪酸、蛋白质和膳食纤维，能增强食欲，暖肠胃。许多韩国家庭都用大麦茶代替饮用水。

■ 冬瓜茶

冬瓜茶是以冬瓜和糖为原料，长时间熬煮制成的。冬瓜茶在我国台湾已有百年饮用历史，与甘蔗汁、青草茶并称台湾三大冰饮。

冬瓜茶原料取用方便，价格平实，具有清热解毒、生津止渴、清肝明目的功效，因此深受人们喜爱。

■ 仙草茶

仙草茶是用经过加工的仙草制成的养生保健茶。仙草，又名仙人草、仙人冻、凉粉草，味甘、淡，是一种重要的药食两用的植物资源。

仙草茶具有清热利湿、凉血解暑、解毒等功效，适合儿童、老年人和久病体虚的人饮用，但忌空腹饮用，阴虚体质者慎用。

■ 蜜茶

蜜茶即蜂蜜茶。用沸水冲泡茶叶，待水温降至60℃以下再加入蜂蜜饮用。茶叶能促进消化，生津止渴；蜂蜜可补充钙、钾、镁、锌等微量元素及维生素C、维生素B_2和氨基酸等，而且能改善消化和代谢状况，润肺益肾，治疗便秘。因蜂蜜内的营养物质会被高温破坏，所以加入蜂蜜时水温不宜超过60℃。

■ 糯米香茶

糯米香茶原料为一种草本植物，这种植物产于云南西双版纳的森林中，高不足半米，外形似小草，无花无蕾，叶片散发出浓浓的糯米香气，故名"糯米香"。将糯米香鲜叶晒干后泡饮即成糯米香茶。

糯米香茶香气浓郁，滋味甘醇，饮后让人顿感身心爽快。糯米香茶中含有多种芳香物质和对人体有益的氨基酸，具有清热解毒、养颜抗衰、调理小儿疳积和去脂减肥的功效。

■ 松针米茶

鲜松针叶切断、揉捻、水浸、糖渍、炒干，制成松针茶；糯米或粳米淘净沥干后，放在锅内炒香，制成炒米，之后将炒米与松针茶拼配，即成为香气浓郁、滋味爽口的松针米茶。制作松针茶的松针采自树龄5年以上、树高3米以上、生长环境洁净的松树。松针含蒎烯、乙酸龙脑酯、维生素，以及磷、铁、钙等无机盐成分。

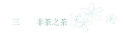

取松针米茶，煮后饮用。饮用松针米茶可强健骨骼，调节心肌功能，降低胆固醇，还可缓解风湿痛、牙痛等。

▣ 博士茶

博士茶，原料为产自南非塞德伯格山脉的一种名为ROOIBOS的针叶灌木的叶子，音译为"博士茶"，是目前非常流行的纯天然草本植物饮品。

博士茶不含咖啡因，有助于安眠、缓解疲劳，适合过敏、头痛、失眠、神经紧张及轻微抑郁症的人饮用。博士茶含有丰富的抗氧化剂——黄酮类化合物，有助于延缓衰老，增强系统免疫力。博士茶还能补充人体微量元素，防止骨质疏松，增强人体代谢功能。

▣ 雪茶

雪茶，别名地茶、太白茶、地雪茶，是野生地衣类植物，因其形似白菊花瓣、洁白如雪而得名。雪茶重量极轻，出产于云南丽江玉龙雪山等高寒地区的高山上，不能人工栽培。

雪茶单独用沸水泡饮，或加在茶叶里泡饮均可，它清新爽口，味略苦而甘，是难得的保健饮品，有清热生津、醒脑安神、降血压、降血脂等功效。雪茶分为白雪茶和红雪茶两种。

▣ 茅岩莓茶

茅岩莓是一种藤本植物，最大特点是表面有一层天然植物霜。

茅岩莓含氨基酸和多种微量元素，能清热解毒、润喉止咳、提高人体免疫力、调节血脂，对咽炎、上呼吸道感染和心脑血管疾病有一定的预防作用。

■ 锅巴茶

锅巴茶，也叫饭饮汤。烧饭时将紧贴锅壁的一层饭焖足火，使之结成锅巴，再将锅巴加水煮开即成锅巴茶。锅巴茶吃起来又香又爽口，如再加一点红糖饮用，滋味更佳。

锅巴茶能够健脾养胃、助消化，适合久痢脾虚、脘腹胀满不适者饮用。

■ 玉米须茶

玉米须茶是用玉米的花柱（即玉米须）制作的一种茶饮，取玉米须，用沸水冲泡后饮用即可。

玉米须味甘，性平，含有大量营养物质和药用物质，如酒石酸、苹果酸、多聚糖、β-谷甾醇、豆甾醇等。自古以来，玉米须在我国就有较为广泛的应用。玉米须具有清热消暑、止血、利尿的功效，有一定的减肥作用，还可降低血糖，适用于糖尿病的辅助治疗。我国南方就常用玉米须和瘦猪肉煮汤来调理糖尿病。中国民间很多偏方中也有类似的用法，或用玉米须泡水饮用，或将玉米须煮粥食用，都有不错的效果。

■ 银杏茶

银杏，又名白果，因此银杏树又叫白果树。银杏树生长缓慢，寿

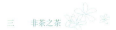

命很长，素有"长生树"之称。银杏茶的原料是银杏叶，银杏叶是古代的珍奇天然药物保健资源，含有多种对人体有益的营养成分。

银杏叶用沸水冲泡饮用，口味醇厚，微苦后甘，色、香、味俱佳。银杏茶具有降血压、降血脂的作用，能调理心血管疾病，增强机体免疫力，延缓衰老，尤其适合中老年人。

■ 虫茶

虫茶既不是茶叶，也不是用其他植物的叶子所制，而是用昆虫食树叶后排泄的颗粒冲泡成的奇特饮料。可生产虫茶的昆虫有很多种，其中弓须亥夜蛾最为出名。此虫属鳞翅目，夜蛾科，普遍分布在海拔500～1000米的山地，喜食腐熟的化香树叶。在初冬采集它的分泌物，将其晒干，便是虫茶。虫茶主要产于贵州、湖南、广西，三地所产虫茶各有特点，其中贵州东南部虫茶产量第一，质量最优。

虫茶色泽墨绿，含单宁及维生素等成分，用沸水冲泡后香气浓郁，能提神醒脑、消除疲劳、消暑解渴，而且对牙、痔出血及腹泻有较好的调理作用。虫茶经多年陈化后，口味更醇和，药性更温和。

■ 姜枣茶

姜枣茶是将生姜、红枣煎煮后作茶饮。姜枣茶具有温中散寒、止呕、回阳通脉、补血正气的功效。姜枣茶能促使血管扩张，饮用后全身有温热感，能促进消化、增强肠蠕动、保护胃黏膜，对胃溃疡有明显的抑制作用。此外，姜枣茶还能利胆、镇痛、抗炎、抗菌及预防流行性感冒，而且对防治风湿性关节炎和腰肌劳损有较好的效果。此茶可长期饮用。

■ 凉茶

凉茶是传统中草药饮品的通称。凉茶并不是茶，而是将药性寒凉、能够消解内热的中草药煎煮后代茶饮用，从而消除暑热，或者缓解冬季由干燥引起的咽喉疼痛。

广东凉茶是传统凉茶文化的代表，需要使用二十多味药材，在砂锅里慢火熬制。广东属于亚热带季风气候，而且广州人爱吃、会吃，因此难免上火，于是饮凉茶成了广东人的生活习惯。严格意义上来说，凉茶更像是药，老广东人一有头疼脑热、咽喉肿痛，第一反应就是来一杯凉茶。

广东凉茶品种甚多，有王老吉凉茶、三虎堂凉茶、黄振龙凉茶、大声公凉茶、廿四味凉茶、葫芦茶、健康凉茶、苦瓜干凉茶等，甚至连龟苓膏汤、竹蔗茅根红萝卜水等，也是广州人喜爱的传统老牌凉茶。

除广东外，广西、福建等地也有喝凉茶的习惯。

■ 八宝茶

八宝茶，也称三泡茶，是甘肃省及宁夏回族自治区居民常用的待客茶饮。冲泡八宝茶通常使用盖碗，碗里以茶叶为底，加入白糖（或冰糖）、枸杞、红枣、核桃仁、桂圆肉、芝麻、葡萄干、苹果片等。八宝茶喝起来香甜可口，滋味丰富，有滋阴润肺、清嗓利喉、滋补益智的功效。八宝茶需要用滚开的水冲泡，这样每种配料才能在不同的时段释放出不同的滋味。现代城市茶馆内饮八宝茶已很普遍。

理性看待非茶之茶

第一，应客观、平和地看待各种非茶之茶。药草茶、花草花和其他特色健康茶属于保健茶，而不是包治百病的灵药，虽然对调理体质、轻身养颜、调理小病、慢性病的症状和预防疾病具有一定作用，但不能代替药物，身体出现急症时应尽快就医。

第二，花草茶、药草茶搭配种类越多，功效越多，但是对身体造成不良影响的可能性也越高。在选择花草和药草时，应先清楚自己的体质，花草茶混搭的种类不宜过多。

第三，饮用各种非茶之茶前最好咨询医生，饮用过程中应认真观察自己的身体反应，有不适感应立即停饮。

第四，大多数女性的体质都偏凉，因此一些比较寒凉的花草茶和药草茶在上火时喝两三天即可，不宜长期饮用，以免养生不成反而伤胃。

因此，非茶之茶应依据个人身体情况，适时、适量饮用，不应连续长时间饮用。

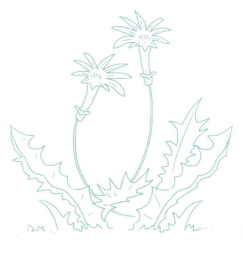

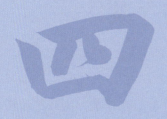

现在，"茶"已不仅是茶叶饮品，各种花草茶、药草茶以及花、草与茶搭配而成的健康茶逐渐成为饮品界的新时尚。当感到疲劳、紧张，或有点小上火、小感冒，或想调理肠胃、去脂减肥，不妨给自己泡一杯健康茶，温和地调养身体。

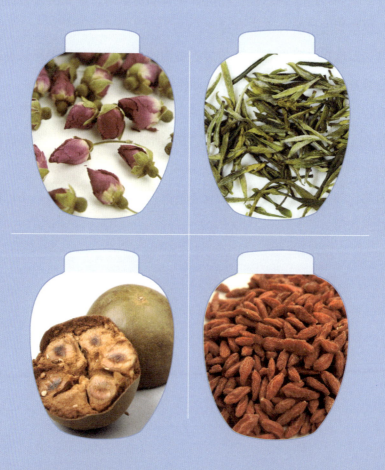

健康
小茶包

提神醒脑小茶包

■ 薄荷绿茶

- 茶包材料：薄荷叶2克，绿茶3克，白糖或蜂蜜适量。
- 泡饮方法：将薄荷叶洗净、沥干备用。在茶壶中放入绿茶、薄荷叶及白糖或蜂蜜，以热水冲泡，拌匀调化，即可饮用。
- 茶包作用：提神醒脑，缓解压力，消除疲劳，清新口气，润肠通便，美容护肤。

■ 薄荷菊花茶

- 茶包材料：菊花3～5朵，薄荷叶2克。
- 泡饮方法：将菊花和薄荷叶放入茶杯中，5～10分钟即可饮用。
- 茶包作用：不仅能清热解毒、缓解疲劳、清凉提神，还能缓解牙龈肿痛、清新口气。

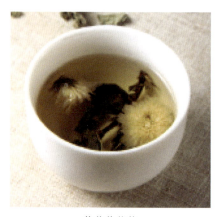

薄荷菊花茶

■ 薰衣草菩提薄荷茶

- 茶包材料：薰衣草3克，菩提叶2克，薄荷叶2克，蜂蜜适量。
- 泡饮方法：将薰衣草、菩提叶、薄荷叶用沸水冲泡约5分钟，倒入杯中备用。待水降温后，将蜂蜜放入茶汤中调匀，即可饮用。
- 茶包作用：舒缓情绪，缓解失眠，疏散风热，清利头目。
- 注意事项：体虚多汗者及孕妇不宜饮用。

■ 薄荷蜂蜜茶

- 茶包材料：薄荷叶5克，蜂蜜适量。

- 泡饮方法：将薄荷叶放入杯中，冲入沸水，3~5分钟后，调入适量蜂蜜即可饮用。

- 茶包作用：清利头目，提神醒脑。

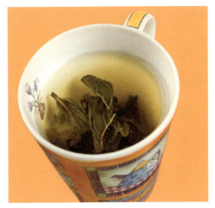

薄荷蜂蜜茶

■ 薄荷玫瑰茄茶

- 茶包材料：玫瑰茄3朵，薄荷叶2片。

- 泡饮方法：将玫瑰茄和薄荷叶用沸水冲泡3分钟左右即可饮用。

- 茶包作用：消暑，提神醒脑。

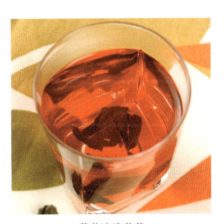

薄荷玫瑰茄茶

■ 菊花西洋参茶

- 茶包材料：干菊花5朵，西洋参5克。

- 泡饮方法：将西洋参、干菊花一起放入茶杯中，加入适量沸水，冲泡10~15分钟即可饮用。

- 茶包作用：消除疲劳，提高人体免疫力，去火明目，提神醒脑。

- 注意事项：不要与茶叶、咖啡、萝卜共食。

感冒调理小茶包

■ 山楂菊花茶

- 茶包材料：山楂干5克，菊花2克。
- 泡饮方法：将山楂干、菊花放入杯中，用沸水直接冲泡饮用。
- 茶包作用：清热去火。

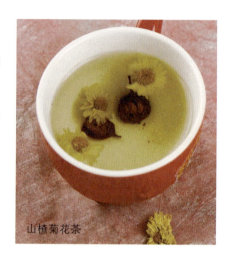
山楂菊花茶

■ 山楂甘草茶

- 茶包材料：山楂干30克，茶叶3克，甘草6克。
- 泡饮方法：将山楂干、茶叶、甘草放入锅中，加水500毫升，煎至300毫升，取汁即成。
- 茶包作用：清热解毒，利咽止痛。

■ 决明子槐菊茶

- 茶包材料：决明子3克，槐花3克，菊花4克。
- 泡饮方法：将所有材料一起用沸水冲泡即可饮用。
- 茶包作用：清热解暑。

◼ 三花清暑茶

- 茶包材料：菊花、忍冬（金银花）、扁豆花各20克。
- 泡饮方法：将所有茶材用沸水冲泡代茶饮。
- 茶包作用：清暑湿，解热毒。

◼ 莲子心蜜茶

- 茶包材料：莲子心2克，蜂蜜适量。
- 泡饮方法：将莲子心放入杯中，冲入沸水后泡5分钟。待水降温后，加入适量蜂蜜，搅拌均匀即可饮用。
- 茶包作用：清心去热，消暑除烦，镇静安神，生津止渴。
- 注意事项：女性经期及产后不宜饮用。

◼ 莲子心甘草茶

- 茶包材料：莲子心3克，甘草2克。
- 泡饮方法：将莲子心和甘草放入杯中，冲入沸水，5分钟左右即可饮用。
- 茶包作用：去火消暑，生津止渴，清热解毒。
- 注意事项：大便干结、腹部胀满者不宜饮用。

◼ 菊柠勿忘草茶

- 茶包材料：菊花2克，勿忘草2克，柠檬2克。
- 泡饮方法：将菊花、勿忘草和柠檬片清洗一下放入杯中，冲入沸水，三四分钟后，温饮即可。
- 茶包作用：清热解毒，解暑清肠，清火明目。
- 注意事项：胃酸多者不宜过量饮用。

忍冬蜜茶

- 茶包材料：忍冬5克，蜂蜜适量。
- 泡饮方法：将忍冬放入杯中，冲入沸水，10分钟后，调入蜂蜜，搅拌均匀，即可饮用。
- 茶包作用：清热解毒，消炎止痒，预防感冒。
- 注意事项：脾胃虚寒、气虚者不宜饮用。

忍冬甘草凉茶

- 茶包材料：忍冬3克，大青叶3克，甘草2克。
- 泡饮方法：将忍冬、大青叶、甘草放入杯中，冲入适量沸水，10分钟后即可饮用。
- 茶包作用：清热解毒，疏散邪热，消暑除烦，补脾益气。
- 注意事项：脾胃虚寒者、女性月经期间不宜饮用。

白芷三花茶

- 茶包材料：白芷3克，菊花3朵，忍冬（金银花）3克，茉莉花3朵，冰糖适量。
- 泡饮方法：将白芷、菊花、忍冬、茉莉花放入茶壶，冲入沸水，5分钟后，加入冰糖即可饮用。
- 茶包作用：清热解毒。

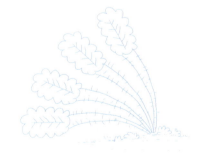

白芷当归绿茶

- 茶包材料：白芷3克，当归3克，绿茶3克。
- 泡饮方法：将白芷、当归用沸水冲泡5分钟，再用汤水冲泡绿茶，即可饮用。
- 茶包作用：化湿解毒。

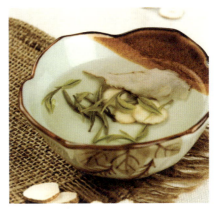

白芷当归绿茶

薄荷荸荠茅根茶

- 茶包材料：白茅根5克，荸荠3个，薄荷叶3克。
- 泡饮方法：将荸荠洗净后去皮切片，与白茅根、薄荷叶一起放入茶杯中，倒入适量沸水，10分钟左右即可饮用。
- 茶包作用：抗菌消炎，清热润肺，生津消滞。
- 注意事项：脾胃虚寒者不宜饮用。

白茅根绿茶

- 茶包材料：白茅根5克，绿茶3克。
- 泡饮方法：将白茅根和绿茶一起用沸水冲泡5分钟左右即可饮用。
- 茶包作用：清热解毒，利尿。

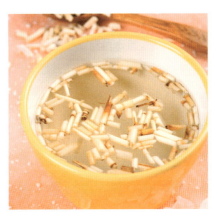

白茅根绿茶

菊花茅根茶

- 茶包材料：野菊花、白茅根各5克，白糖适量。
- 泡饮方法：将白茅根切碎，与野菊花一同放入杯中，冲入沸水，10～15分钟后，调入白糖，代茶饮用。
- 茶包作用：清热解毒，利尿消肿。

绞股蓝绿茶

- 茶包材料：绞股蓝5克，绿茶3克。
- 泡饮方法：将绞股蓝、绿茶一起用沸水冲泡3分钟左右即可饮用。
- 茶包作用：清热解毒。

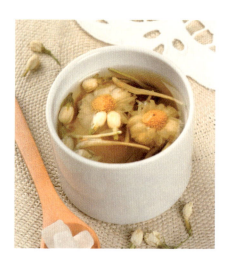

茉莉忍冬菊花茶

茉莉忍冬菊花茶

- 茶包材料：茉莉花4克，忍冬3克，菊花2朵。
- 泡饮方法：将茉莉花、忍冬、菊花放入杯中，冲入沸水，3～5分钟后即可饮用。
- 茶包作用：清热解毒，和中理气。
- 注意事项：体质寒凉及胃肠不好的人忌用。

■ 忍冬茉莉茶

- 茶包材料：忍冬4克，茉莉花2克，白糖适量。
- 泡饮方法：将忍冬、茉莉花放入杯中，冲入沸水，3～5分钟后加入适量白糖即可饮用。
- 茶包作用：清热解毒，解暑去燥。

■ 蒲公英甘草绿茶

- 茶包材料：蒲公英5克，绿茶5克，甘草2克，蜂蜜适量。
- 泡饮方法：将甘草与蒲公英加水煮10分钟，以所得汤汁冲泡绿茶，等茶汤稍凉后加入适量的蜂蜜，搅拌均匀，即可饮用。
- 茶包作用：清热解毒，消肿散结。

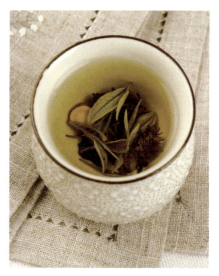
蒲公英甘草绿茶

■ 忍冬蒲公英茶

- 茶包材料：忍冬、蒲公英各5克。
- 泡饮方法：将忍冬、蒲公英放入杯中，用沸水冲泡3分钟左右即可饮用。
- 茶包作用：清热去火，消肿散结。
- 注意事项：脾胃虚寒者不宜饮用。

■ 生地蒲公英茶

- 茶包材料：生地5克，蒲公英3克，绿茶3克。
- 泡饮方法：将生地、蒲公英放入砂锅里用500毫升水煎煮，再用所得汤汁冲泡绿茶即可。
- 茶包作用：清热解毒，凉血。

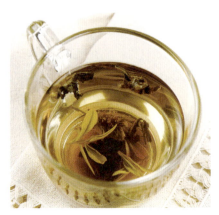

生地蒲公英茶

■ 菊花忍冬茶

- 茶包材料：菊花5朵，忍冬3克，冰糖适量。
- 泡饮方法：将菊花、忍冬放入杯中，冲入沸水，再根据个人口味添加冰糖即可饮用。
- 茶包作用：清热去火。

■ 甘草忍冬茶

- 茶包材料：甘草5克，忍冬3克，绿茶2克。
- 泡饮方法：将甘草和忍冬用沸水冲泡几分钟，再用所得汤汁冲泡绿茶即可。
- 茶包作用：清热解毒。

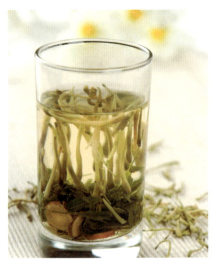

甘草忍冬茶

甘草板蓝根茶

- 茶包材料：甘草15克，板蓝根5克。
- 泡饮方法：将甘草、板蓝根用适量水煎煮10分钟，去渣取汁，代茶饮用。
- 茶包作用：消暑解毒。

甘草绿茶

- 茶包材料：甘草5克，绿茶3克。
- 泡饮方法：将甘草、绿茶用沸水冲泡后即可饮用。
- 茶包作用：清热解毒，化痰止咳。

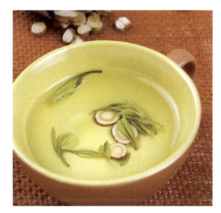

甘草绿茶

甘草天冬绿茶

- 茶包材料：甘草3克，绿茶2克，天冬10克。
- 泡饮方法：将甘草、天冬用沸水冲泡，再用所得汤汁冲泡绿茶。
- 茶包作用：生津润肺，缓解肺气肿和干咳。

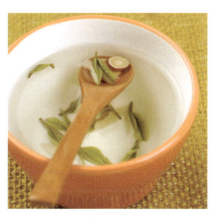

甘草天冬绿茶

■ 鱼腥草薄荷甘草茶

- 茶包材料：鱼腥草5克，薄荷叶 2克，甘草2克。
- 泡饮方法：将鱼腥草、薄荷 叶、甘草用沸水冲泡5分钟左右 即可饮用。
- 茶包作用：清热解毒，生津 止渴。

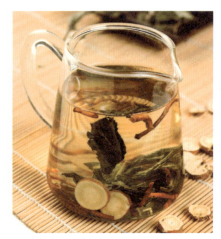

鱼腥草薄荷甘草茶

■ 金盏花马鞭草蜜茶

- 茶包材料：金盏花5克，马鞭草 3克，蜂蜜适量。
- 泡饮方法：将金盏花、马鞭草 用沸水冲泡3分钟左右，稍凉后 可依个人口味加入蜂蜜，搅拌 均匀，即可饮用。
- 茶包作用：清热解毒。

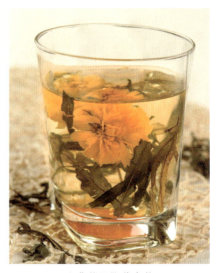

金盏花马鞭草蜜茶

■ 金盏花薄荷茶

- 茶包材料：金盏花5克，薄荷叶3克。
- 泡饮方法：将金盏花、薄荷叶用沸水冲泡3分钟左右即可饮用。
- 茶包作用：清凉降火，解毒。

■ 薄荷藿香茶

- 茶包材料：薄荷叶2克，藿香3克，绿茶3克。
- 泡饮方法：将薄荷叶、藿香和绿茶一起放入杯中，冲入适量沸水，5分钟左右即可饮用。
- 茶包作用：清热解暑，化湿理气。

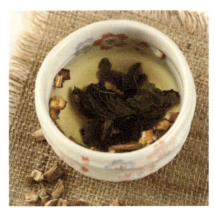

薄荷藿香茶

■ 胖大海桔梗甘草茶

- 茶包材料：胖大海2颗，桔梗5克，甘草3克。
- 泡饮方法：将胖大海、甘草和桔梗一起放入茶杯中，注入沸水，15分钟左右即可饮用。
- 茶包作用：清肺化痰，利咽开音，清热解毒。

■ 胖大海绿茶

- 茶包材料：胖大海2颗，绿茶3克，冰糖适量。
- 泡饮方法：将胖大海、绿茶一同放入茶杯中，冲入沸水，3分钟后加入适量冰糖即可饮用。
- 茶包作用：清热润肺，解毒利咽。

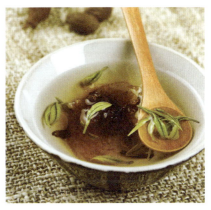

胖大海绿茶

胖大海橄榄茶

- 茶包材料：胖大海、橄榄各2颗，冰糖适量。
- 泡饮方法：将胖大海、橄榄放入杯中，用沸水冲泡，3分钟后加入适量冰糖即可饮用。
- 茶包作用：清肺利咽。

胖大海玉竹茶

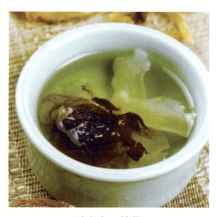

- 茶包材料：胖大海2颗，玉竹3克，冰糖适量。
- 泡饮方法：将胖大海、玉竹一同放入杯中，用沸水冲泡，3分钟后加入适量冰糖即可饮用。
- 茶包作用：清热、养阴、生津。

胖大海玉竹茶

玉蝴蝶胖大海甜菊叶茶

- 茶包材料：玉蝴蝶2片，胖大海1颗，甜菊叶3片。
- 泡饮方法：将玉蝴蝶、胖大海、甜菊叶用沸水冲泡3分钟左右即可饮用。
- 茶包作用：清咽润喉。

双根甘草胖大海茶

- 茶包材料：板蓝根5克，山豆根5克，甘草5克，胖大海1颗。
- 泡饮方法：将板蓝根、山豆根、甘草、胖大海一同放入杯中，用沸水冲泡，20分钟后即可饮用。
- 茶包作用：清热解毒，利咽润喉。

■ 玉蝴蝶罗汉果薄荷茶

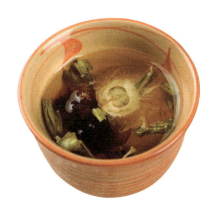

- 茶包材料：玉蝴蝶4片，罗汉果1/4个，薄荷叶2克。
- 泡饮方法：将玉蝴蝶、罗汉果、薄荷叶用沸水冲泡3分钟左右即可饮用。
- 茶包作用：护嗓利咽，美音润喉。

玉蝴蝶罗汉果薄荷茶

■ 清音茶

- 茶包材料：胖大海2颗，蝉蜕3克，石斛5克。
- 泡饮方法：将胖大海、蝉蜕、石斛放入锅中，用水煎煮后饮用。
- 茶包作用：利咽治喑。

■ 清咽茶

- 茶包材料：柿饼10～15克（勿洗），罗汉果10克（或1个），胖大海1颗。
- 泡饮方法：将柿饼放入小茶杯内盖紧，隔水蒸15分钟后切片备用。将罗汉果洗净捣烂，与胖大海、柿饼一同放入陶瓷茶杯，冲入沸水，5分钟后即可饮用。
- 茶包作用：清咽止痛，止咳消肿。

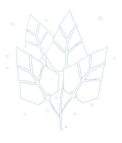

■ 桑菊杏仁茶

- 茶包材料：桑叶10克，菊花10克，杏仁10克，冰糖适量。
- 泡饮方法：将杏仁捣碎后，与桑叶、菊花、冰糖一同放入茶壶中，冲入沸水，10分钟后即可饮用。
- 茶包作用：清热疏风，化痰利咽。

■ 罗汉果薄荷茶

- 茶包材料：罗汉果1/4个，薄荷叶3克。
- 泡饮方法：先将罗汉果去壳取瓤，再将罗汉果、薄荷叶一同用沸水冲泡两三分钟后即可饮用。
- 茶包作用：生津润燥，利咽润喉。

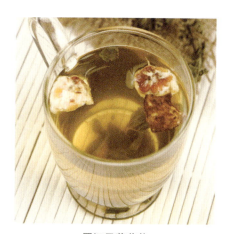

罗汉果薄荷茶

■ 罗汉果乌梅茶

- 茶包材料：罗汉果1/4个，乌梅2颗。
- 泡饮方法：先将罗汉果去壳取瓤，再将罗汉果、乌梅一同放入杯中，用沸水冲泡3分钟后即可饮用。
- 茶包作用：利咽生津。

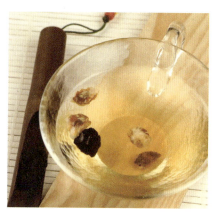

罗汉果乌梅茶

连翘绿茶

- 茶包材料：连翘5克，绿茶3克。
- 泡饮方法：将连翘、绿茶用沸水冲泡3分钟左右即可饮用。
- 茶包作用：清热解毒，和中理气，舒缓紧张情绪。

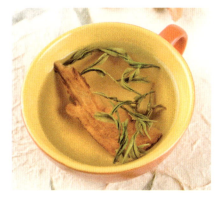

连翘绿茶

绿豆糖茶

- 茶包材料：绿豆沙30克，绿茶6克，白糖适量。
- 泡饮方法：绿茶用90℃沸水冲泡，3分钟后取茶汁。在茶汁中加入绿豆沙和白糖，搅拌均匀，即可饮用。
- 茶包作用：清热解暑，利水解毒。
- 注意事项：脾胃虚寒、体质虚弱及正在吃中药的人不宜饮用。

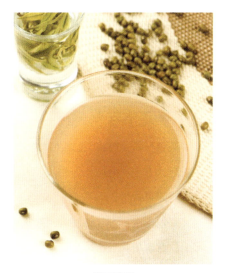

绿豆糖茶

白芷紫苏茶

- 茶包材料：白芷4克，紫苏叶5克，绿茶5克。
- 泡饮方法：将白芷、紫苏叶和绿茶用沸水冲泡，稍凉后即可饮用。
- 茶包作用：疏风散寒。

生姜茶

- 茶包材料：茶叶7克，生姜10片。
- 泡饮方法：将去皮的姜片与茶叶煮成汁，饭后饮服。
- 茶包作用：解表散寒，温肺止咳，温中止呕，防治流行性感冒、伤风、咳嗽。

桂枝陈皮姜茶

- 茶包材料：陈皮5克，桂枝4克，生姜3片，杏仁5克，红枣10克，绿茶5克。
- 泡饮方法：将陈皮、桂枝、生姜、杏仁、红枣共同置于砂锅中，加入适量清水煎煮20分钟左右，取汤汁冲泡绿茶。
- 茶包作用：止咳驱寒。

陈皮甘草姜茶

- 茶包材料：陈皮5克，生姜1片，甘草5克。
- 泡饮方法：将陈皮、生姜、甘草洗净后放入杯中，冲入适量沸水，10分钟后即可饮用。
- 茶包作用：理气健脾，止咳化痰，发汗散寒，清热解毒。
- 注意事项：气虚体燥、阴虚燥咳及内有实热者不宜饮用。

姜葱茶

- 茶包材料：生姜、葱白、茶叶、红糖适量。
- 泡饮方法：生姜洗净切片，葱白洗净切碎。将姜、葱放进锅中，开大火煮沸后再用小火煮约10分钟，放红糖搅拌至溶后关火。
- 茶包作用：发汗解表，疏风散寒，有助于缓解由天气转凉引起的头痛和感冒。

■ 桑叶姜茶

- 茶包材料：桑叶9克，生姜3片。
- 泡饮方法：将桑叶、生姜用沸水冲泡后饮用。
- 茶包作用：疏风散热。

■ 姜苏茶

- 茶包材料：生姜丝、紫苏叶各3克。
- 泡饮方法：将生姜丝、紫苏叶用沸水冲泡5分钟左右即可饮用。
- 茶包作用：疏风散寒，理气和胃。

■ 紫苏红枣姜茶

- 茶包材料：紫苏叶5克，生姜5克，红枣3颗，红糖适量。
- 泡饮方法：将红枣去核，与紫苏叶、生姜和红糖一起放入杯中，冲入适量沸水，10分钟后即可饮用。
- 茶包作用：疏风散寒，补益气血，健脾暖胃。
- 注意事项：气虚、阴虚及温病患者不宜饮用。

■ 双叶菊花茶

- 茶包材料：桑叶5克，枇杷叶5克，菊花5朵。
- 泡饮方法：将桑叶、枇杷叶、菊花用沸水冲泡5分钟左右即可饮用。
- 茶包作用：清热疏风，解毒化痰。

党参紫苏茶

- 茶包材料：党参3克，紫苏叶4克。
- 泡饮方法：将党参、紫苏叶一同放入杯中，用沸水泡两三分钟后取汁饮用。
- 茶包作用：益气解表，适用于气虚感冒。

紫苏红糖茶

- 茶包材料：紫苏叶10克，红糖适量。
- 泡饮方法：将紫苏叶用沸水冲泡，15分钟后加入红糖，搅拌均匀，即可饮用。
- 茶包作用：疏风散寒，缓解鼻塞、流涕。

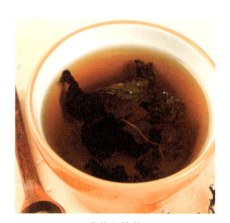

紫苏红糖茶

桑叶薄荷茶

- 茶包材料：桑叶10克，薄荷叶5克。
- 泡饮方法：将桑叶放入砂锅中加500毫升水煎煮约10分钟，再放入薄荷叶煎约1分钟即可饮用。
- 茶包作用：疏散风热，清肺止咳。

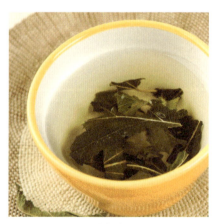

桑叶薄荷茶

杏仁芝麻糖茶

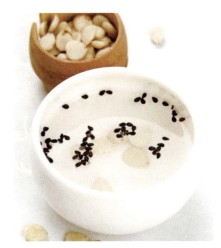

- 茶包材料：杏仁3克，黑芝麻5克，冰糖适量。
- 泡饮方法：将黑芝麻放入炒锅中炒熟，杏仁捣烂成泥状。在黑芝麻和杏仁中加入冰糖和少量水，放入蒸锅中蒸半小时。冷却后，加入适量的温水冲调饮。
- 茶包作用：润肺止咳。

杏仁芝麻糖茶

桑菊茶

- 茶包材料：桑叶、菊花各5克，甘草1克，绿茶3克。
- 泡饮方法：将桑叶、菊花、甘草、绿茶放入杯中，用沸水冲泡后即可饮用。
- 茶包作用：祛风清热，疏表利咽。

板蓝根大青叶茶

- 茶包材料：板蓝根、大青叶各50克，野菊花、忍冬各30克。
- 泡饮方法：将所有材料一同放入杯中，用沸水冲泡，5分钟后即可饮用。
- 茶包作用：对预防流行性感冒、流行性脑炎及上呼吸道感染有较好的效果。

■ 板蓝根绿茶

- 茶包材料：板蓝根5克，绿茶3克。
- 泡饮方法：将板蓝根、绿茶一同用沸水冲泡，5分钟左右即可饮用。
- 茶包作用：清热解毒，抗菌，抗病毒。
- 注意事项：体虚、无实火热毒者忌服。

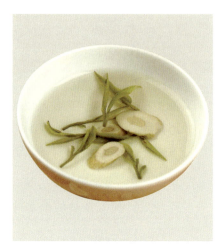

板蓝根绿茶

■ 玄参麦冬柑橘茶

- 茶包材料：玄参、麦冬、柑橘筋各3克，甘草1克，红糖适量。
- 泡饮方法：将玄参、麦冬、柑橘筋和甘草放入锅中，加入适量的水，煎10分钟后加红糖，代茶饮用。
- 茶包作用：润肺止咳。

■ 川芎绿茶

- 茶包材料：川芎3克，绿茶6克。
- 泡饮方法：将川芎研为细末，与绿茶一同放入茶杯中，加入沸水泡5分钟即可饮用。
- 茶包作用：行气和血，疏风止痛。
- 注意事项：阴虚火旺及气血虚弱者禁用。

■ 桂花橘皮茶

- 茶包材料：干桂花3克，橘皮10克。
- 泡饮方法：将干桂花、橘皮一同放入杯中，冲入沸水，10分钟后即可饮用。
- 茶包作用：燥湿化痰，理气散瘀。

■ 枇杷叶茶

- 茶包材料：枇杷叶5～7克，冰糖适量。
- 泡饮方法：将枇杷叶用纱布包好，与冰糖一同放入杯中，冲入沸水，稍凉后即可饮用。或将鲜枇杷叶背面的茸毛刷净，与冰糖一同放入杯中，用沸水冲泡后饮用。
- 茶包作用：清肺和胃，降气化痰。

■ 姜桂茯苓茶

- 茶包材料：干姜、桂枝各5克，茯苓15克，红糖适量。
- 泡饮方法：将干姜、桂枝、茯苓研为粗末，与红糖一同放入杯中，冲入沸水，温凉后代茶饮用。
- 茶包作用：疏风散寒，利水化痰，用于调理阳虚咳嗽。

■ 天冬冰糖茶

- 茶包材料：天冬10克，冰糖5克。
- 泡饮方法：将天冬切碎，冰糖捣碎，一同放入杯中，以沸水冲泡，代茶饮用。
- 茶包作用：养阴清热，润燥生津，用于调理阴虚咳嗽。

冰糖银耳茶

- 茶包材料：银耳20克，茶叶5克，冰糖20克。
- 泡饮方法：先将银耳洗净，加水与冰糖一起炖熟，再将茶叶泡5分钟后取汁倒入银耳汤，搅拌均匀，即可服用。
- 茶包作用：滋阴降火，止咳化痰。

陈皮茶

- 茶包材料：茶叶、陈皮各2克。
- 泡饮方法：将茶叶、陈皮用沸水冲泡10分钟即可饮用。
- 茶包作用：止咳化痰，理气和胃。

百合冬花茶

- 茶包材料：百合30～60克，款冬花10～15克，冰糖适量。
- 泡饮方法：将百合和款冬花放入砂锅中，加水浸泡半小时，先大火煎煮20分钟，再小火煎煮20分钟，之后加入冰糖，搅拌均匀，即可饮用。
- 茶包作用：润肺止咳，清咽止痛。

杏仁甘草茶

- 茶包材料：杏仁3克，黑芝麻10克，甘草2克，冰糖适量。
- 泡饮方法：将所有茶包材料一起放入杯中，冲入沸水，8分钟左右即可饮用。
- 茶包作用：止咳平喘，宣肺化痰，清热解毒。
- 注意事项：腹泻者、慢性肠炎患者不宜饮用。

肝肾调理小茶包

■ 枸杞决明子茶

- 茶包材料：枸杞6克，决明子10克。
- 泡饮方法：将枸杞和决明子放入杯中，冲入沸水，10分钟左右即可代茶频饮。
- 茶包作用：清热明目，补肝益肾。

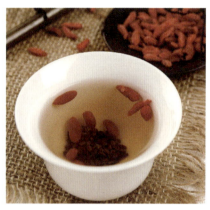

枸杞决明子茶

■ 忍冬百合枸杞茶

- 茶包材料：忍冬5克，枸杞5粒，百合5克，冰糖适量。
- 泡饮方法：将所有茶材用清水冲洗后与冰糖一起放入杯中，冲入适量沸水，待水稍凉后即可饮用。
- 茶包作用：宣散风热，补肝益肾，清心除烦，宁心安神。
- 注意事项：脾胃虚寒、外邪实热及泄泻者不宜饮用。

■ 枸杞生地茶

- 茶包材料：枸杞5克，生地3克，绿茶3克。
- 泡饮方法：将枸杞、生地、绿茶用沸水冲泡后即可饮用。
- 茶包作用：滋补肝肾，养阴清热。

枸杞绿茶

- 茶包材料：枸杞6克，绿茶3克。
- 泡饮方法：先将绿茶用沸水冲泡，再用茶汤冲泡枸杞即可。也可将枸杞与绿茶一起冲泡饮用。
- 茶包作用：养肝明目。

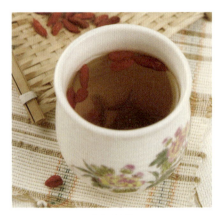

枸杞绿茶

桑葚绿茶

- 茶包材料：桑葚30克，绿茶3克，冰糖适量。
- 泡饮方法：先将桑葚用砂锅煎煮，取汤汁，再用汤汁冲泡绿茶，之后加入适量的冰糖，搅拌均匀，即可饮用。
- 茶包作用：补益肝肾。

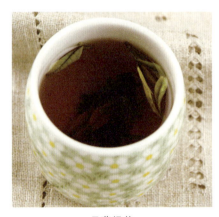

桑葚绿茶

覆盆子绿茶

- 茶包材料：覆盆子5克，绿茶3克。
- 泡饮方法：将覆盆子、绿茶用沸水冲泡后饮用。
- 茶包作用：养肝明目。

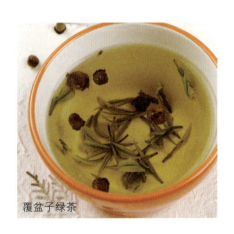

覆盆子绿茶

覆盆子蜜茶

- 茶包材料：覆盆子5克，蜂蜜适量。
- 泡饮方法：将覆盆子绞碎，用沸水冲泡，凉至温热后加入适量的蜂蜜，搅拌均匀，即可饮用。
- 茶包作用：益肝肾，润肌肤。

首乌茶

- 茶包材料：制何首乌10克。
- 泡饮方法：将制何首乌加500毫升水煎开后煮15～20分钟，过滤后即可饮用。
- 茶包作用：补肝益肾，增强体质。

五味子杜仲茶

- 茶包材料：五味子3克，杜仲10克。
- 泡饮方法：将五味子、杜仲放入茶杯中，冲入沸水，10分钟后即可饮用。
- 茶包作用：补肝益肾，固肾涩精，强健筋骨。

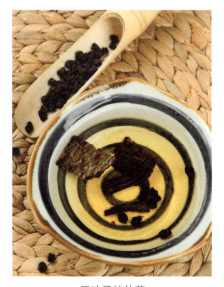

五味子杜仲茶

白芍首乌茶

- 茶包材料：白芍3克，制何首乌5克，绿茶3克。
- 泡饮方法：将白芍、制何首乌放入砂锅中，用500毫升水煎煮20分钟左右，再用汤汁冲泡绿茶。
- 茶包作用：益肝肾，养心血。

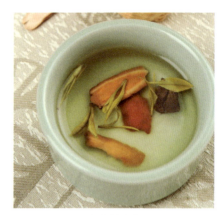

白芍首乌茶

菟丝子枸杞茶

- 茶包材料：枸杞5克，菟丝子5克，红糖适量。
- 泡饮方法：将菟丝子洗净捣碎，加入枸杞，冲入沸水，10分钟后代茶饮用，饮前调入红糖。
- 茶包作用：补肾固精，养肝明目。

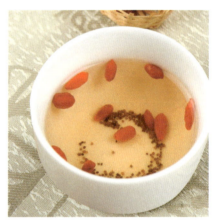

菟丝子枸杞茶

枸杞白芍茶

- 茶包材料：枸杞5克，白芍3克，绿茶3克，冰糖适量。
- 泡饮方法：将枸杞、白芍、绿茶用沸水冲泡后调入冰糖，即可饮用。
- 茶包作用：养血柔肝。

■ 菟丝子糖茶

- 茶包材料：菟丝子10克，红糖适量。
- 泡饮方法：将菟丝子洗净捣碎，加入适量红糖，用沸水冲泡后即可饮用。
- 茶包作用：养肝明目。

■ 菊花枣茶

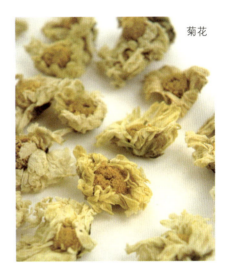
菊花

- 茶包材料：菊花5朵，红枣3颗。
- 泡饮方法：将菊花、红枣放入杯中，冲入沸水，3～5分钟后即可饮用。
- 茶包作用：清肝明目。

■ 菊花枸杞茶

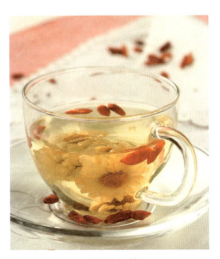
菊花枸杞茶

- 茶包材料：菊花5朵，枸杞3～5克。
- 泡饮方法：将菊花、枸杞放入杯中，冲入沸水，3～5分钟后即可饮用。
- 茶包作用：清肝明目。

■ 桑叶菊花茶

- 茶包材料：桑叶5克，菊花5朵。
- 泡饮方法：将桑叶、菊花用沸水冲泡5分钟左右即可饮用。
- 茶包作用：清肝明目。

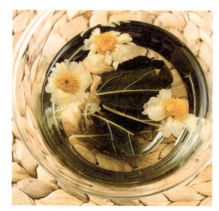

桑叶菊花茶

■ 黑芝麻冰糖绿茶

- 茶包材料：黑芝麻5克，绿茶3克，冰糖适量。
- 泡饮方法：先将黑芝麻放入锅中炒香，再将炒好的黑芝麻和绿茶一起放入杯中，以沸水冲泡，之后加入冰糖调匀即可饮用。
- 茶包作用：补益肝肾。

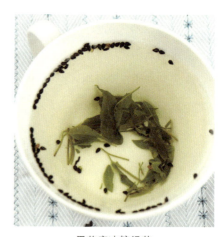

黑芝麻冰糖绿茶

肠胃调理小茶包

■ 山楂冰糖茶

- 茶包材料：山楂干10克，冰糖适量。
- 泡饮方法：将山楂干放入杯中，用沸水冲泡，之后依个人口味加入冰糖即可饮用。
- 茶包作用：健胃消食，去脂减肥。

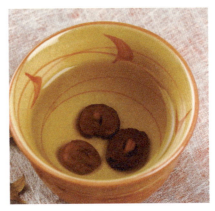

山楂冰糖茶

■ 肉桂红茶

- 茶包材料：肉桂3克，红茶4克，蜂蜜适量。
- 泡饮方法：将肉桂放入砂锅中，加入500毫升清水煎煮约20分钟，之后加入茶叶同煮2分钟后离火，稍凉，调入蜂蜜即可饮用。
- 茶包作用：暖胃驱寒。

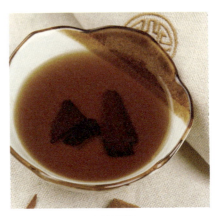

肉桂红茶

■ 麦芽茶

- 茶包材料：麦芽10克。
- 泡饮方法：将麦芽炒至焦黄，用沸水冲泡10分钟，即可饮用。
- 茶包作用：健脾消滞。

■ 麦芽山楂茶

- 茶包材料：麦芽10克，山楂干10克，冰糖适量。
- 泡饮方法：将麦芽、山楂干用沸水冲泡，然后加入适量冰糖，搅拌均匀，即可饮用。
- 茶包作用：开胃健脾，和中下气，消食除胀。

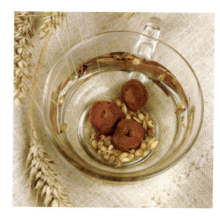

麦芽山楂茶

■ 人参茯苓茶

- 茶包材料：人参3克，茯苓9克，生姜3片。
- 泡饮方法：将人参切片，与茯苓、生姜一同放入砂锅中，加水煎煮，之后去渣，代茶饮用。
- 茶包作用：益气健脾，利湿开胃。

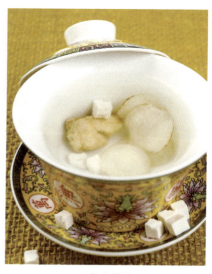

人参茯苓茶

■ 人参山楂茶

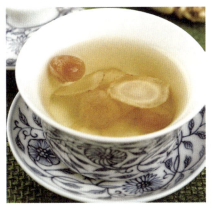

- 茶包材料：人参3克，山楂3克，茯苓3克，陈皮2克，甘草2克，白糖适量。
- 泡饮方法：将所有材料洗净后放入砂锅中，加适量清水，先大火烧沸，再用文火煮20分钟左右，之后加入白糖调匀，即可饮用。
- 茶包作用：益气健脾。

人参山楂茶

■ 陈皮绿茶

- 茶包材料：陈皮3克，绿茶2克。
- 泡饮方法：将陈皮和绿茶一起用沸水冲泡即可。每日午饭后慢饮。
- 茶包作用：健脾开胃，化痰止咳。

■ 莲子绿茶

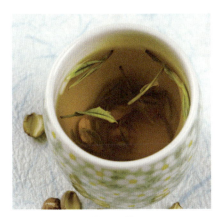

- 茶包材料：莲子15克，绿茶3克。
- 泡饮方法：将莲子用砂锅煎煮15分钟，用所得汤汁冲泡绿茶，5分钟后即可饮用。
- 茶包作用：健脾利湿，止泻。

莲子绿茶

121

■ 小茴香玫柠茶

- 茶包材料：小茴香3克，玫瑰花2克，柠檬草3克。
- 泡饮方法：将玫瑰花、小茴香、柠檬草用沸水冲泡3分钟左右，即可饮用。
- 茶包作用：健胃行气，暖胃驱寒。

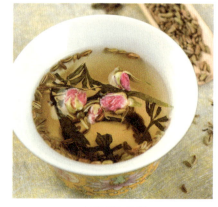

小茴香玫柠茶

■ 玫瑰花茄茶

- 茶包材料：玫瑰花5朵，玫瑰茄3朵，冰糖适量。
- 泡饮方法：将玫瑰花、玫瑰茄和冰糖放入杯中，冲入沸水，两三分钟后即可饮用。
- 茶包作用：开胃，助消化。

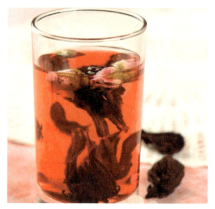

玫瑰花茄茶

■ 茉莉菊花茶

- 茶包材料：茉莉花3克，菊花2朵，玫瑰茄2克，陈皮2克，山楂2克，冰糖适量。
- 泡饮方法：将茉莉花、菊花、玫瑰茄、陈皮、山楂、冰糖放入杯中，冲入沸水，3～5分钟后即可饮用。
- 茶包作用：清火开胃。

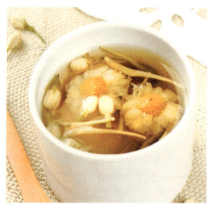

茉莉菊花茶

■ 桂花杏仁茶

- 茶包材料：桂花4克，杏仁粉7克。
- 泡饮方法：将桂花用沸水煮2分钟，杏仁粉用温水调匀，用沸腾的桂花汤冲泡杏仁粉至透明。
- 茶包作用：润肺和胃。

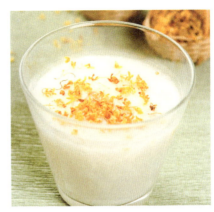

桂花杏仁茶

■ 玫瑰果茶

- 茶包材料：玫瑰花3朵，玫瑰茄2朵，苹果片1片。
- 泡饮方法：将玫瑰茄和玫瑰花用沸水冲泡3分钟左右，放入切好的苹果片，即可饮用。
- 茶包作用：健胃消食，增强食欲。

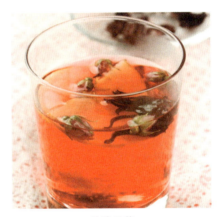

玫瑰果茶

■ 马鞭草金盏花茶

- 茶包材料：马鞭草3克，金盏花2克。
- 泡饮方法：将马鞭草、金盏花用沸水冲泡3分钟左右即可饮用。
- 茶包作用：清肠排毒，缓解便秘。

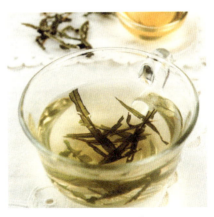

马鞭草金盏花茶

■ 马郁兰薄荷茶

- 茶包材料：马郁兰5克，薄荷叶
  2克，香蜂花2克。
- 泡饮方法：将马郁兰、薄荷
  叶、香蜂花用沸水冲泡3分钟左
  右，即可饮用。
- 茶包作用：帮助消化，增强
  食欲。

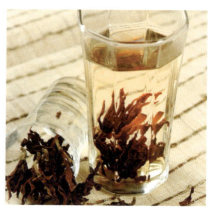

马郁兰薄荷茶

■ 桂圆花生茶

- 茶包材料：桂圆3颗，带衣花生
  10克，红枣2颗。
- 泡饮方法：将红枣去核，与花
  生仁、桂圆加水同煮软后即可
  饮用并食用。
- 茶包作用：健脾，补心，
  养血。

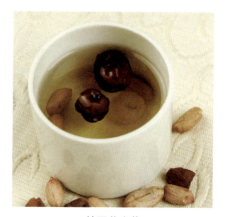

桂圆花生茶

■ 姜夏茶

- 茶包材料：生姜10克，半夏7克，红糖适量。
- 泡饮方法：将生姜洗净，榨取汁液。将半夏水煎5~8分钟，取其汤汁与姜
  汁和匀，加入红糖，代茶饮用。
- 茶包作用：燥湿化痰，降逆止呕。

▦ 橘皮枣茶

- 茶包材料：橘皮10克，红枣10颗。
- 泡饮方法：将橘皮切丝，红枣炒焦，二者同放杯中，用沸水冲泡10分钟，代茶频饮。
- 茶包作用：和中理气。
- 注意事项：胃有实热、舌赤少津者慎用。

▦ 二绿茶

- 茶包材料：绿萼梅、绿茶各6克。
- 泡饮方法：将绿萼梅和绿茶用沸水冲泡5分钟左右即可饮用。
- 茶包作用：疏肝理气，和胃止痛。

▦ 山楂乌梅茶

- 茶包材料：乌梅3颗，山楂3片，冰糖适量。
- 泡饮方法：将乌梅、山楂洗净后与冰糖一起放入杯中，冲入适量沸水，5分钟后即可饮用。
- 茶包作用：生津止渴，增强食欲，开胃消食，化滞消积。

▦ 草莓绿茶

- 茶包材料：草莓5个，绿茶3克。
- 泡饮方法：将鲜草莓清洗干净，碾碎后与绿茶一起放入杯中，冲入适量沸水，5分钟左右即可饮用。
- 茶包作用：帮助消化，固齿润喉。

■ 玳玳花茶

- 茶包材料：玳玳花3克。
- 泡饮方法：将玳玳花冲洗一下，放入杯中，冲入适量沸水，5分钟左右即可饮用。
- 茶包作用：镇静强心，散积消痞，舒肝和胃。

■ 玫瑰花生奶茶

- 茶包材料：玫瑰花5朵，花生15克，牛奶1杯。
- 泡饮方法：将牛奶加热煮沸，玫瑰花与花生洗净捣碎后放入杯中，与牛奶调匀后即可饮用。
- 茶包作用：醒脾和胃，润肺化痰，清咽止咳。
- 注意事项：孕妇不宜饮用。

■ 桂花蜂蜜茶

- 茶包材料：桂花10克，蜂蜜适量。
- 泡饮方法：将桂花冲洗干净后放入杯中，冲入沸水，待水稍凉后调入蜂蜜即可饮用。
- 茶包作用：散寒破结，健脾暖胃，活血化瘀。

■ 忍冬乌梅茶

- 茶包材料：忍冬15克，乌梅2颗，白糖适量。
- 泡饮方法：将乌梅、忍冬一起放入杯中，冲入沸水，10分钟后，调入白糖饮用。
- 茶包作用：开胃，助消化。
- 注意事项：胃酸过多者不宜饮用。

■ 玫香薄荷茶

- 茶包材料：小茴香、玫瑰花、薄荷各3克，玫瑰茄4克。
- 泡饮方法：将所有材料放入杯中，用适量沸水冲泡，5分钟后即可饮用。
- 茶包作用：理气健胃，清热解郁。
- 注意事项：孕妇及阴虚血燥、肝阳上亢、表虚汗多者慎用。

■ 党参红枣绿茶

- 茶包材料：党参20克，红枣10颗，绿茶3克。
- 泡饮方法：将党参、红枣、绿茶一起放入锅中，倒入适量清水，大火煮沸后，小火煎煮约20分钟，滤取汤汁饮用。
- 茶包作用：补气健脾。

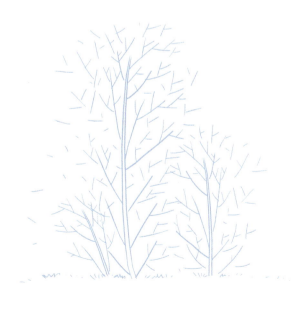

三高调理小茶包

■ 决明子绿茶

- 茶包材料：决明子、绿茶各5克。
- 泡饮方法：将决明子用小火炒至香气溢出时取出，候凉。将炒好的决明子、绿茶同放杯中，冲入沸水，3~5分钟后即可饮服。随饮随续水，直到味淡为止。
- 茶包作用：降血脂，降血压，清热平肝，润肠通便，明目益睛。

■ 杞菊决明子茶

- 茶包材料：枸杞10克，菊花3克，决明子10克。
- 泡饮方法：将枸杞、菊花、决明子同时放入杯中，用沸水冲泡，15分钟后即可饮用。一般可冲泡3~5次。
- 茶包作用：清肝明目，降血压，降血脂。

■ 决明子蜜茶

- 茶包材料：决明子10~15克，蜂蜜适量。
- 泡饮方法：将决明子捣碎，加300~400毫升水煎煮10分钟，稍凉后调入蜂蜜即可饮用。
- 茶包作用：润肠通便，降血脂，降血压。

■ 绞股蓝苦瓜茶

- 茶包材料：绞股蓝5克，干苦瓜2片，枸杞2克。
- 泡饮方法：将绞股蓝、干苦瓜、枸杞用沸水冲泡3分钟左右即可饮用。
- 茶包作用：调节血脂。

桃仁山楂茶

- 茶包材料：桃仁6克，山楂10克，红蓝花6克，丹参10克，白糖适量。
- 泡饮方法：将桃仁、山楂、红蓝花、丹参放入砂锅中，加500毫升水炖煮15分钟，过滤后加入白糖，即可饮用。
- 茶包作用：降血压。

丝瓜茶

- 茶包材料：丝瓜200克，绿茶5克。
- 泡饮方法：将绿茶泡好，丝瓜去皮、切片，加盐煮熟，再趁热加入绿茶汁拌匀即可。
- 茶包作用：清热解毒，凉血止血。

粗茶汤

- 茶包材料：粗茶10克。
- 泡饮方法：粗茶用白开水浸泡5小时即成。
- 茶包作用：降血脂，降血压。

枸杞怀山药茶

- 茶包材料：枸杞10克，怀山药9克，天花粉9克。
- 泡饮方法：将怀山药、天花粉研碎，连同枸杞一起放入陶瓷器皿中，加水用文火煎煮10分钟左右，代茶温饮。
- 茶包作用：滋补肝肾，益气生津，降低血糖。

山楂荷叶茶

- 茶包材料：山楂15克，荷叶15克，决明子10克。
- 泡饮方法：将山楂、荷叶、决明子放入杯中,冲入沸水,3分钟后即可饮用。
- 茶包作用：降血糖。

养颜瘦身小茶包

■ 薰衣草柠檬茶

- 茶包材料：薰衣草3克，柠檬半片。
- 泡饮方法：将薰衣草、柠檬片一起放入茶杯中，加入沸水泡5～10分钟即可饮用。
- 茶包作用：缓解压力，消除疲劳，促进消化，美白护肤。
- 注意事项：孕妇不宜饮用。

■ 山楂蜜茶

- 茶包材料：山楂、蜂蜜适量。
- 泡饮方法：把山楂洗净后去核，放入锅中加适量的清水煎煮，过滤后调入蜂蜜，即可饮用。
- 茶包作用：减肥去脂，排毒养颜。

■ 红枣莲子汤

- 茶包材料：红枣6克，莲子10克，冰糖适量。
- 泡饮方法：先将莲子泡涨后去掉外皮及莲子心，置于砂锅中加500毫升水煮沸，再将红枣与适量的冰糖一同放入锅中，文火煮15～20分钟，即可饮用。
- 茶包作用：补血安神，养颜润肤。

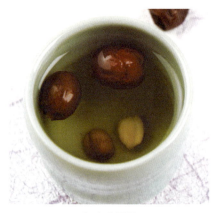

红枣莲子汤

黄芪红枣茶

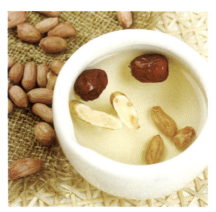

黄芪红枣茶

- 茶包材料：黄芪9克，红枣2颗，花生3克。
- 泡饮方法：将黄芪、红枣、花生一同放入杯中，用沸水冲泡5分钟左右即可饮用。
- 茶包作用：补气血。

玫瑰百合花茶

- 茶包材料：玫瑰花若干朵，百合5克，苹果花若干朵。
- 泡饮方法：将所有茶材用沸水冲泡后即可饮用。
- 茶包作用：活血养颜，润肺美肤，调节女性内分泌。

玫瑰金盏菊蜜茶

- 茶包材料：玫瑰花4朵，玫瑰茄1个，金盏菊2朵，蜂蜜适量。
- 泡饮方法：将所有茶材用沸水冲泡，3分钟后即可饮用。可根据个人喜好加入蜂蜜。
- 茶包作用：调理气血，疏肝解郁，润肤养颜。

白芷菊花茶

- 茶包材料：白芷3克，菊花3朵，忍冬3克，茉莉花3朵，冰糖适量。
- 泡饮方法：将白芷、菊花、忍冬、茉莉花放入杯中，冲入沸水，5分钟后加入冰糖即可饮用。
- 茶包作用：清热解毒，祛除青春痘。

■ 红枣菊花茶

- 茶包材料：红枣3颗，菊花、冰糖适量。
- 泡饮方法：把红枣去核后掰开，与菊花一起放入杯中，冲入沸水，根据个人口味适当加一些冰糖，调匀后即可饮用。
- 茶包作用：清热解毒，补血养颜。

■ 茉莉花菩提茶

- 茶包材料：茉莉花3克，菩提叶2克，冰糖适量。
- 泡饮方法：将茉莉花和菩提叶洗净后放入茶杯，加沸水冲泡5分钟后，调入冰糖，即可饮用。
- 茶包作用：安抚情绪，缓解痛经，美肤。
- 注意事项：孕妇不宜饮用。

■ 玫瑰勿忘草茶

- 茶包材料：勿忘草5克，玫瑰花5朵。
- 泡饮方法：将勿忘草、玫瑰花用沸水冲泡3分钟左右即可饮用。
- 茶包作用：促进新陈代谢，美容养颜。

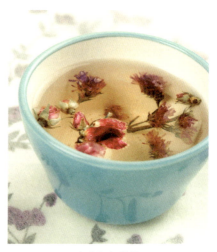

玫瑰勿忘草茶

紫罗兰玫瑰花茶

- 茶包材料：紫罗兰5克，玫瑰花 3~5朵。
- 泡饮方法：将紫罗兰和玫瑰花 放入杯中，冲入沸水，3~5分 钟后即可饮用。
- 茶包作用：滋润肌肤，美容 养颜。

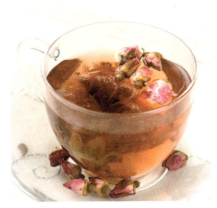

紫罗兰玫瑰花茶

茉莉玫瑰菩提茶

- 茶包材料：菩提叶2克，玫瑰花3朵，茉莉花2朵。
- 泡饮方法：将菩提叶、玫瑰花、茉莉花一起放入茶杯中，冲入适量沸水， 5分钟左右即可饮用。
- 茶包作用：调理气血，缓解皮肤干燥，促进新陈代谢，纤体瘦身。
- 注意事项：孕妇不宜饮用。

茉莉玫瑰柠檬茶

- 茶包材料：茉莉花5克，玫瑰花4朵，柠檬1片。
- 泡饮方法：将所有花草材料一起放入杯中，冲入沸水，5分钟左右即可 饮用。
- 茶包作用：调理多种皮肤炎症，美白祛斑。
- 注意事项：体质偏热者不宜饮用。

桃花百合柠檬茶

- 茶包材料：桃花3朵，百合花5克，柠檬1片。
- 泡饮方法：将所有花草材料一起放入杯中，冲入沸水，5分钟后即可饮用。
- 茶包作用：改善血液循环，防止黑色素沉淀，静心安神，延缓皮肤衰老。
- 注意事项：孕妇不宜饮用。

绿豆菊柠茶

- 茶包材料：菊花10朵，柠檬1片，绿豆沙20克，蜂蜜适量。
- 泡饮方法：将菊花放入锅中，倒入适量清水煮沸，然后把柠檬榨汁，与绿豆沙一同放入菊花水中，稍凉后调入蜂蜜，搅拌均匀，即可饮用。
- 茶包作用：改善皮肤毛孔粗大状况，抑制青春痘。
- 注意事项：体质虚寒的女性不宜饮用。

玫瑰花柠檬茶

- 茶包材料：玫瑰花5朵，柠檬2片。
- 泡饮方法：将柠檬片和玫瑰花放入杯中，冲入沸水，两三分钟后即可饮用。
- 茶包作用：活血理气，美容养颜。

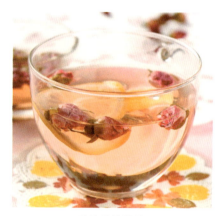

玫瑰花柠檬茶

桂花洋甘菊茶

- 茶包材料：桂花5克，洋甘菊3朵，冰糖适量。
- 泡饮方法：将桂花和洋甘菊一起用沸水冲泡3分钟左右，加入适量冰糖后饮用。
- 茶包作用：润泽肌肤，清除体内毒素。

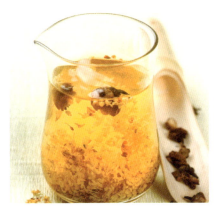

桂花洋甘菊茶

甜菊迷迭香茶

- 茶包材料：甜菊叶3克，迷迭香5克。
- 泡饮方法：将甜菊叶、迷迭香用沸水冲泡3分钟左右即可饮用。
- 茶包作用：改善肤色晦暗状况，增强活力。

桃花蜜枣茶

- 茶包材料：桃花5克，蜜枣3颗。
- 泡饮方法：将桃花、蜜枣用沸水冲泡3分钟左右即可饮用。
- 茶包作用：缓解便秘症状，促进排毒，美颜润肤。

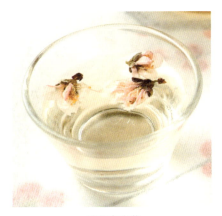

桃花蜜枣茶

■ 迷迭香玫瑰茶

- 茶包材料：迷迭香3克，玫瑰花3朵，蜂蜜适量。
- 泡饮方法：将迷迭香和玫瑰花用沸水冲泡3分钟左右，稍凉后加入蜂蜜即可饮用。
- 茶包作用：养颜、安神。

■ 桃花蜜茶

- 茶包材料：桃花5克，蜂蜜适量。
- 泡饮方法：将桃花用沸水冲泡5分钟左右，待凉后依个人口味加入蜂蜜，搅拌均匀，即可饮用。
- 茶包作用：养颜、活血、排毒。

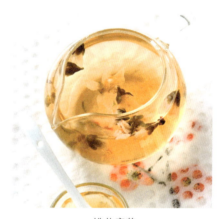

桃花蜜茶

■ 红蓝花玫瑰红茶

- 茶包材料：红蓝花5克，玫瑰花3朵，红茶5克。
- 泡饮方法：将红蓝花、玫瑰花、红茶一起用沸水冲泡5分钟左右即可饮用。
- 茶包作用：美容养颜。

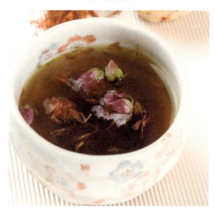

红蓝花玫瑰红茶

果仁茶

- 茶包材料：松子3克，花生3克，核桃3克，板栗3克，白糖适量。
- 泡饮方法：将松子、花生、核桃、板栗磨成粉，饮用时用沸水调匀成糊，并依个人喜好加入白糖调味。
- 茶包作用：延缓衰老，美容养颜。

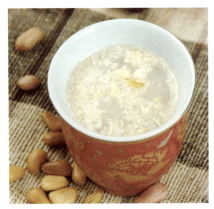

果仁茶

绿豆菊花茶

- 茶包材料：绿豆沙20克，菊花3克，柠檬1片，蜂蜜适量。
- 泡饮方法：将菊花、柠檬用沸水泡开，将绿豆沙加入杯中，搅拌均匀，稍凉后加入适量的蜂蜜即可饮用。
- 茶包作用：排毒养颜，润泽肌肤。

决明子荷叶乌龙茶

- 茶包材料：决明子10克，乌龙茶3克，荷叶3克。
- 泡饮方法：先将决明子放入锅中炒干，荷叶切成细丝，再将乌龙茶与上述两种材料放入杯中，冲入沸水，10分钟左右即可饮用。
- 茶包作用：去脂减肥。

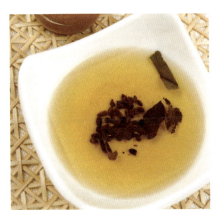

决明子荷叶乌龙茶

■ 忍冬山楂菊花茶

- 茶包材料：忍冬6克，山楂3克，贡菊5朵。
- 泡饮方法：将所有茶材一起放入杯中，冲入沸水，5分钟左右即可饮用。
- 茶包作用：消积化食，去脂减肥。
- 注意事项：体质偏寒、易腹泻者不宜饮用。

■ 荷叶决明子陈皮茶

- 茶包材料：干荷叶3克，决明子2克，陈皮2克。
- 泡饮方法：将干荷叶、决明子、陈皮用沸水冲泡3分钟左右即可饮用。
- 茶包作用：分解脂肪，通便利尿。

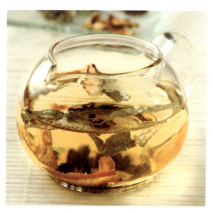

荷叶决明子陈皮茶

■ 红莲荷叶茶

- 茶包材料：红莲荷叶10克，甜菊叶3克，陈皮5克，决明子10克。
- 泡饮方法：把所有材料放在清水中浸泡15分钟后放进锅中，加入适量的清水，煎煮30分钟左右，去渣即可饮用。
- 茶包作用：加强脂肪代谢，润肠通便，促进排毒。

■ 六月雪美颜茶

- 茶包材料：六月雪、甘草、乌梅各3克，枸杞10粒，菊花5克。
- 泡饮方法：将所有材料放进锅中煎煮20分钟即可。
- 茶包作用：和中理气，清热解毒，美容养颜。

首乌绿茶

- 茶包材料：制何首乌10克，绿茶3克，泽泻3克，丹参3克。
- 泡饮方法：将制何首乌、绿茶、泽泻、丹参加水500毫升煮沸，10～15分钟后即可饮用。
- 茶包作用：清热解毒，减肥瘦身。

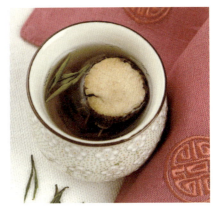

首乌绿茶

首乌乌龙茶

- 茶包材料：制何首乌30克，乌龙茶3克，槐角18克，冬瓜皮18克，山楂15克。
- 泡饮方法：先将制何首乌、槐角、冬瓜皮、山楂加水煎煮20分钟，再取汤汁冲泡乌龙茶即成。
- 茶包作用：补血养颜，去脂减肥。

柠香马鞭草茶

- 茶包材料：柠檬草、迷迭香、马鞭草各2克。
- 泡饮方法：将柠檬草、迷迭香、马鞭草用沸水冲泡即可。
- 茶包作用：净化肠道，帮助消化，减肥瘦身。

陈皮熟普洱茶

- 茶包材料：熟普洱茶3～6克，陈皮适量，茶与陈皮的比例为5：1～3：1。
- 泡饮方法：将熟普洱茶、陈皮用沸水冲泡后即可饮用。
- 茶包作用：生津止渴，利尿通便，去脂排毒。
- 注意事项：避免空腹饮用。

■ 陈皮生普洱茶

- 茶包材料：生普洱茶10克，陈皮2克，枸杞若干粒。
- 泡饮方法：将生普洱茶、陈皮、枸杞用沸水冲泡后饮用。
- 茶包作用：清火排毒，去脂减肥。
- 注意事项：体质偏寒者慎饮。

■ 荷叶山楂茶

- 茶包材料：干荷叶500克，山楂150克，米仁150克，乌龙茶45克，陈皮75克。
- 泡饮方法：将以上五味研成细末，装入瓷罐内封贮。每次取药末60克，放入热水瓶或大茶杯中，用沸水冲泡10分钟即可饮用。
- 茶包作用：健脾利湿，生津止渴，开胃消食，理气和胃，减肥轻身。

■ 菊普茶

- 茶包材料：菊花5朵，熟普洱茶3克，冰糖适量。
- 泡饮方法：将熟普洱茶、菊花放入杯中，冲入沸水，迅速将水倒出，再冲入沸水，3～5分钟后即可饮用。可加入适量冰糖，口感更香甜。
- 茶包作用：清热、减肥。

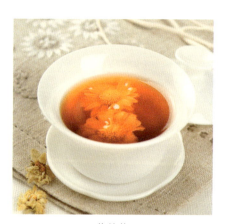

菊普茶

女性调理小茶包

■ 二花调经茶

- 茶包材料：玫瑰花9克，月季花9克，红茶3克。
- 泡饮方法：将玫瑰花、月季花、红茶研成粗末，用沸水冲泡即可饮用。
- 茶包作用：活血调经，理气止痛。

■ 月季红茶

- 茶包材料：干月季花10克，红茶2克。
- 泡饮方法：将月季花、红茶放入杯中，用沸水冲泡，10分钟后即可饮用。
- 茶包作用：理气消肿，活血调经。
- 注意事项：脾胃虚弱者慎饮，孕妇忌饮。

■ 党参红茶

- 茶包材料：党参5克，红茶2克。
- 泡饮方法：将党参、红茶一同放入杯中，用沸水冲泡，5分钟左右即可饮用。
- 茶包作用：益气补血。

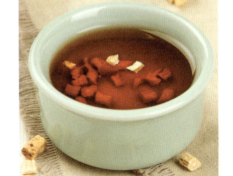

党参红茶

■ 白芷当归茶

- 茶包材料：白芷3克，当归5克。
- 泡饮方法：将白芷、当归用沸水冲泡5分钟即可饮用。
- 茶包作用：活血养血。

■ 黄芩茶

- 茶包材料：黄芩（用酒炒）、白术各12克，茶叶6克。
- 泡饮方法：将黄芩、白术、茶叶放入锅中，加适量清水，沸后继续煎煮15~25分钟，取汁即成。
- 茶包作用：健脾安胎，清热止痛。

■ 红枣玫瑰茶

- 茶包材料：玫瑰花5朵，红枣2颗，冰糖适量。
- 泡饮方法：将玫瑰花与红枣洗净后与冰糖一起放入杯中，冲入沸水，5分钟后即可饮用。
- 茶包作用：补血益气，活血化瘀。
- 注意事项：胃寒及腹泻者不宜饮用。

■ 花生衣红枣茶

- 茶包材料：花生衣5克，红枣2颗，红糖适量。
- 泡饮方法：将红枣去核，洗净后与花生衣、红糖一起放入杯中，冲入沸水，10分钟后即可饮用。
- 茶包作用：补气养血，补益脾胃。
- 注意事项：阴虚内热及实热证患者不宜饮用。

■ 桂圆甜菊姜茶

- 茶包材料：干桂圆5颗，生姜1片，甜菊叶1片。
- 泡饮方法：将干桂圆、生姜、甜菊叶冲洗一下，一起放入杯中，冲入适量沸水，10分钟后即可饮用。
- 茶包作用：补气养血，养阴生津。

■ 白芍首乌茶

- 茶包材料：白芍3克，制何首乌5克。
- 泡饮方法：将白芍、制何首乌放入砂锅中，加水500毫升，煎煮20分钟左右，即可饮用。
- 茶包作用：益肝肾，养心血。

■ 白芍姜茶

- 茶包材料：白芍5克，生姜5克，红茶3克。
- 泡饮方法：将白芍、生姜用沸水冲泡，再用汤汁冲泡红茶，即可饮用。
- 茶包作用：温经止痛。

■ 白芍绿茶

- 茶包材料：白芍10克，绿茶3克，冰糖适量。
- 泡饮方法：将白芍、绿茶用沸水直接冲泡，加入适量冰糖，搅拌均匀，即可饮用。
- 茶包作用：养血柔肝，缓中止痛。

■ 益母草玫瑰茶

- 茶包材料：益母草2克，玫瑰花3朵，蜂蜜适量。
- 泡饮方法：将益母草、玫瑰花用沸水冲泡3分钟左右，茶汤稍凉后可依个人口味加入蜂蜜，搅拌均匀，即可饮用。
- 茶包作用：活血养颜，调经。

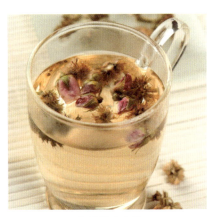

益母草玫瑰茶

养心安神小茶包

■ 枸杞百地茶

- 茶包材料：枸杞6克，百合6克，生地黄10克。
- 泡饮方法：用砂锅将枸杞、百合、生地黄加水同煮，取汁饮用。
- 茶包作用：养阴清热，补虚安神。

■ 莲子心绿茶

- 茶包材料：莲子心3克，绿茶1克。
- 泡饮方法：将莲子心与绿茶一起放入杯中，用沸水冲泡，5分钟左右即可饮用。
- 茶包作用：清心安神，防暑降温。

■ 莲子葡萄干茶

- 茶包材料：莲子3克，葡萄干10颗。
- 泡饮方法：将莲子和葡萄干用沸水冲泡，5分钟后即可饮用。
- 茶包作用：益肾养心。

■ 核桃莲子茶

- 茶包材料：莲子5克，核桃仁5克，芡实3克。
- 泡饮方法：将莲子、核桃仁、芡实加500毫升水煎煮15～20分钟，待温饮用。
- 茶包作用：补肾、健骨。

■ 五味子茶

- 茶包材料：五味子3克。
- 泡饮方法：将五味子用沸水冲泡后饮用。
- 茶包作用：补肾固元，补心安神。

■ 合欢枸杞茶

- 茶包材料：合欢花、枸杞适量。
- 泡饮方法：将合欢花、枸杞洗净后放入杯中，冲入沸水，10分钟后代茶饮用。
- 茶包作用：滋补肝肾，缓解紧张情绪，改善睡眠。

■ 薰衣草紫罗兰茶

- 茶包材料：薰衣草、紫罗兰各3克，粉玫瑰花2朵，鲜柠檬1片。
- 泡饮方法：将粉玫瑰花、薰衣草、紫罗兰一起放入杯中，冲入沸水，5分钟后将鲜柠檬挤出汁液滴入，再整片放入杯中后饮用。
- 茶包作用：消除疲劳，提神醒脑，放松身心，改善睡眠。

■ 西洋参红枣茶

- 茶包材料：西洋参3克，红枣2颗，茶叶2克。
- 泡饮方法：将西洋参、红枣洗净，与茶叶一同放入杯中，冲入沸水，几分钟后即可饮用。
- 茶包作用：补气血，增强体力，恢复元气。

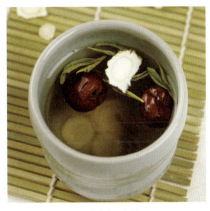

西洋参红枣茶

■ 酸枣仁五味子茶

- 茶包材料：酸枣仁、五味子各6克，枸杞9克。
- 泡饮方法：将所有茶材一并放入茶杯中，冲入沸水，10分钟后即可饮用。
- 茶包作用：宁心安神，健脑益智，敛汗生津，柔肝明目。

■ 桂圆参茶

- 茶包材料：桂圆10克，西洋参3克，白糖适量。
- 泡饮方法：将桂圆与西洋参一同放入杯内，冲入沸水，待温饮用。可加适量白糖。
- 茶包作用：养心血，安心神。

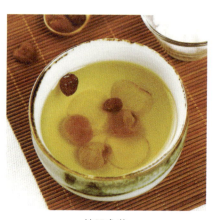

桂圆参茶

■ 西洋参茶

- 茶包材料：西洋参3克。
- 泡饮方法：将西洋参放入杯中，冲入沸水，10分钟左右即可饮用。
- 茶包作用：增强抵抗力，补气安神。

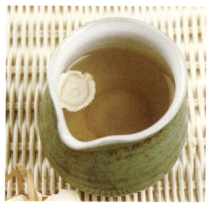

西洋参茶

■ 黄芪参茶

- 茶包材料：黄芪9克，西洋参3克，蜂蜜适量。
- 泡饮方法：把黄芪与西洋参放入锅中，加适量清水，大火煎开后用小火煮10分钟，稍凉后放入蜂蜜调匀即可饮用。
- 茶包作用：补气安神。

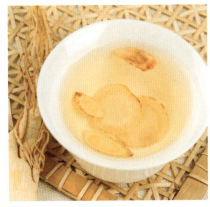

黄芪参茶

■ 黄芪山药茶

- 茶包材料：黄芪9克，山药3克，白糖适量。
- 泡饮方法：将黄芪、山药放入砂锅中加清水煎煮，加入适量白糖，代茶饮。
- 茶包作用：补中益气。

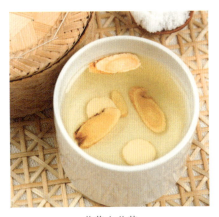

黄芪山药茶

■ 党参红枣茶

- 茶包材料：红枣6克，党参6克，甘草6克，白糖15克。
- 泡饮方法：将红枣、党参、甘草放入砂锅里加500毫升水煎煮，加入白糖调匀即可饮用。
- 茶包作用：宁神益智。

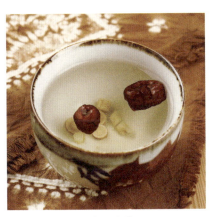

党参红枣茶

■ 红枣红茶

- 茶包材料：红枣6克，红茶5克，红糖适量。
- 泡饮方法：先将红茶冲泡后取汤汁，红枣煮成枣水，再将茶汤倒入枣水中，加入适量红糖，搅拌均匀，即可饮用。
- 茶包作用：养血安神。

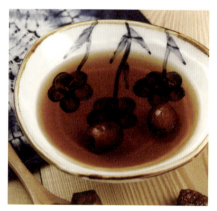

红枣红茶

■ 桂圆红枣茶

- 茶包材料：红枣6克，桂圆15克，冰糖适量。
- 泡饮方法：将红枣、桂圆放入砂锅中煎煮20分钟左右，加入适量冰糖，搅拌均匀，即可饮用。
- 茶包作用：安定心神，缓解脑疲劳。

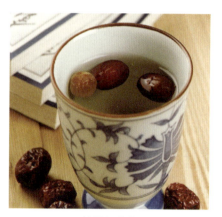

桂圆红枣茶

■ 陈皮花茶

- 茶包材料：陈皮3克，金盏花3克，菊花3朵。
- 泡饮方法：将金盏花、菊花和陈皮一起用沸水冲泡，3分钟左右即可饮用。
- 茶包作用：安定情绪，舒缓神经。

■ 五味子松子茶

- 茶包材料：五味子3克，松子3克，蜂蜜适量。
- 泡饮方法：用沸水冲泡五味子，稍凉后加入蜂蜜和松子即可饮用。
- 茶包作用：养心安神，益气益智。

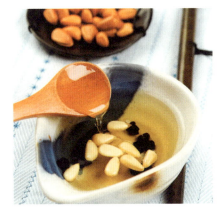

五味子松子茶

■ 薰衣草洋甘菊茶

- 茶包材料：薰衣草3克，洋甘菊2朵，金盏花3朵。
- 泡饮方法：将薰衣草、洋甘菊、金盏花投入杯中，冲入沸水，两三分钟后即可饮用。
- 茶包作用：安抚情绪，缓解压力。

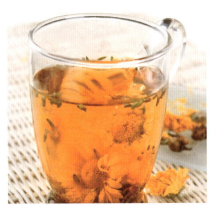

薰衣草洋甘菊茶

■ 玫瑰茉莉花茶

- 茶包材料：茉莉花2克，玫瑰花3朵，薄荷2克。
- 泡饮方法：将茉莉花、玫瑰花、薄荷放入杯中，冲入沸水，3～5分钟后即可饮用。
- 茶包作用：缓解压力，调节情绪。

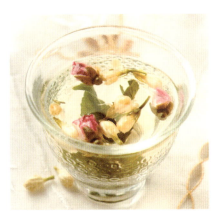

玫瑰茉莉花茶

■ 洋甘菊乳

- 茶包材料：洋甘菊3朵，牛奶250毫升。
- 泡饮方法：将牛奶煮沸后冲泡洋甘菊，5～8分钟后即可饮用。
- 茶包作用：镇静安眠，缓解疲劳。

■ 甜菊叶金盏花茶

- 茶包材料：甜菊叶2片，金盏花 2克，陈皮3克。
- 泡饮方法：将甜菊叶、金盏 花、陈皮用沸水冲泡3分钟左右 即可饮用。
- 茶包作用：安定情绪，提神 醒脑。

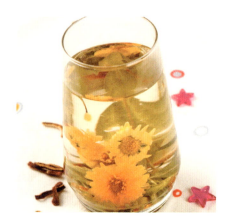

甜菊叶金盏花茶

■ 紫罗兰金盏花茶

- 茶包材料：紫罗兰3克，金盏花 5朵。
- 泡饮方法：将紫罗兰、金盏 花用沸水冲泡3分钟左右即可 饮用。
- 茶包作用：镇静安眠。
- 注意事项：金盏花上的茸毛可 能对某些人的咽喉产生刺激而 导致发痒甚至呕吐，可用干净 纱布包裹后冲泡或煎煮。

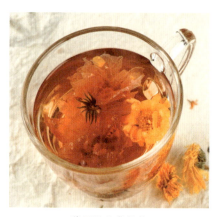

紫罗兰金盏花茶

■ 百合花甜茶

- 茶包材料：百合花5克，冰糖适量。
- 泡饮方法：将百合花用沸水冲泡3分钟左右，调入冰糖后即可饮用。
- 茶包作用：疏肝理气，静心安神。

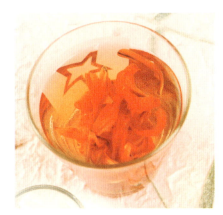

百合花甜茶

■ 迷迭香菊花茶

- 茶包材料：迷迭香4克，玫瑰茄4克，菊花3朵。
- 泡饮方法：将迷迭香、玫瑰茄、菊花一起用沸水冲泡3分钟左右即可饮用。
- 茶包作用：舒缓情绪。

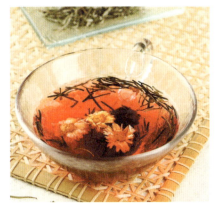

迷迭香菊花茶

■ 菩提洋甘菊茶

- 茶包材料：菩提叶2克，洋甘菊2朵。
- 泡饮方法：将菩提叶和洋甘菊用沸水冲泡3分钟左右，即可饮用。
- 茶包作用：消除疲劳，放松身心，帮助睡眠。

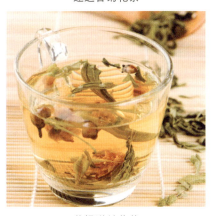

菩提洋甘菊茶

■ 菩提凉茶

- 茶包材料：菩提叶2克，薰衣草2克，薄荷叶2克，蜂蜜适量。
- 泡饮方法：将菩提叶、薰衣草、薄荷叶用沸水冲泡3分钟左右，降温后加入蜂蜜即可饮用。
- 茶包作用：舒缓情绪，镇定神经，消除疲劳。

■ 酸枣仁白菊花茶

- 茶包材料：酸枣仁10克，杭白菊3克。
- 泡饮方法：将酸枣仁、杭白菊放入茶杯中，用沸水冲泡10分钟后代茶饮。
- 茶包作用：清热解毒，滋养心肝。
- 注意事项：孕妇及血压偏低者慎饮。

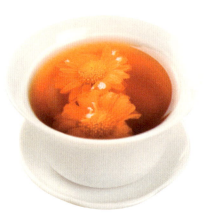

酸枣仁白菊花茶

■ 桂花玫瑰茶

- 茶包材料：桂花5克，玫瑰花5朵，冰糖适量。
- 泡饮方法：将桂花、玫瑰花一起用沸水冲泡3分钟左右，加入适量冰糖，搅拌均匀，即可饮用。
- 茶包作用：消除疲劳。